건강한
대한민국을
위하여

건강한 대한민국을 위하여

미래 한국의 보건 의료

강대희 지음

새로운사람들

프롤로그

대한민국 의료와 의학 교육에 대한 관심

눈부신 경제 성장과 함께 대한민국 보건 의료는 지난 50년 동안 비약적으로 발전하였습니다. 대표적인 보건의료 지표인 평균수명과 기대수명이 급격히 증가하였습니다. 1960년대 만 50세가 채 되지 않았던 기대수명이 2015년에는 79세가 되었습니다. 2050년이 되면 우리나라가 일본을 제치고 세계 최고령국이 됩니다. 하지만 우리나라는 건강수명과 기대수명과의 차이가 전 세계에서 가장 큰 나라입니다. 오래 살긴 하지만 노년에 병앓이하며 '우물쭈물하다가' 근근이 인생을 마무리한다는 뜻입니다. 그런 이유에서인지 노인 자살률은 OECD 나라 중 단연코 1등이고 2등인 헝가리의 3배입니다. 그것뿐만 아닙니다. 암 생존율이나 의료보험 가입률 등 우리나라의 의료수준은 세계적인 수준인데 반해, 도시와 농촌 간, 수도권과 지방 간 의료 접근성 및 의료 이용에 대한 차이, 즉 소득에 따른 건강 불평등은 더욱 심해지고 있습니다.

의료 이용의 왜곡도 무척 심합니다. 우리나라는 OECD 국가 중 병원 재원일수가 가장 길고, 대부분 외래에서 치료 가능한 천식이나 당뇨 환자의 입원율이 가장 높습니다. 적정진료에 대한 논란도 끊이지 않습니다. 병원 문턱이 낮아 대학병원의 외래는 아직도 시장바닥을 방불케 합니다. 40년 전 도입된 의료보험이 전 국민에게 혜택을 주고 있다지만, 의료보험 보장률은 높아지지 않고 있어 큰 병에 걸리면 자기 주머니에서 대부분의 경비를 해결해야 하는 구조입니다. 낮은 의료보험료를 유지하기 위해 의료수가를 옥죈 결과로 진찰보다는 고가의 검사에 의존하는 왜곡된 의료 행태를 낳았습니다. 이제는 근본적인 대책이 필요한 시기입니다. 보건의료정책이 국민들의 눈높이에 맞게 조정되어야 합니다.

2015년 대한민국을 재난 상태까지 이르게 한 메르스 사태는 우리들에게 여러 가지 교훈을 남겨 주었습니다. 정부의 미온적인 초기 대응과 첫 환자를 치료한 대학병원의 부적절한 환자 관리, 그리고 무엇보다도 언론과 국민들의 무책임한 행동이 문제를 전국적으로 확산시키게 되었습니다. 메르스 사태 이후 방역체계가 얼마나 좋아졌는지 의심스럽습니다. 가습기 살충제 문제를 피해자 보상으로 끝낼 것인지, 살충제에 오염된 계란을 정부의 부실 관리 문제로만 볼 것인지. 제2, 제3의 메르스 사태는 언제라도 올 것입니다.

제겐 글을 쓰는 것이 늘 어렵습니다. 2011년 서울신문 '열린세상'에 칼럼을 쓸 기회가 주어졌을 때나 2015년 조선일보에 '의학의 창'을 쓸 때나 늘 고민했습니다. 어렵게 쓴 글들을 이제 함께 모아 책으로 남기려고 하니 더욱 두렵습니다. 작가는 쓰고 싶은 글을 쓰기보다 독자들이 읽고 싶은 글을 써야 한다는 말이 기억납니다. 처음 신문에 칼럼을 쓰기 시작했던 2011년으로부터 벌써 6년이 흘렀습니다. 시기적으로 맞지 않을 수도 있고, 글을 통해 지적했던 문제들이 이제는 해결되기도 했을 것입니다. 그러나 대한민국 의료와 의학 교육에 대한 문제점은 현재 진행형이기에 용기 내어 책을 내게 되었습니다. 질책과 격려 부탁드립니다.

2017년 8월 강대희 씀

차례

프롤로그
　　대한민국 의료와 의학 교육에 대한 관심　　5

제1부 건강백세와 예방의학

제1장 건강백세
　　광복 70년, 다가오는 '健康 100세' 시대　　15
　　웰다잉은 웰리빙, 웰에이징으로부터　　19
　　건강하게 오래 사는 법　　23
　　품위 있는 죽음 준비하기　　28

제2장 올바른 건강정보
　　건강정보 홍수시대　　33
　　붉은 살코기, 동양인에겐 발암물질 아닐 수 있다　　38
　　생활 속 발암물질　　42
　　불산 유출 공포와 정부 대책　　45
　　청소년의 자살과 청소년 비만　　49

제3장 예방의학
　　만성질환의 시대　　54
　　100세 건강, 예방의학 투자에 달렸다　　57
　　한국형 질병예방 지침　　61
　　맞춤치료 맞춤예방　　65

제2부 대한민국 보건의료의 현주소

제4장 메르스가 남긴 교훈
방역 당국 疫學 전문가, 미국은 2,000명 우리는 20명   73
보건사령관이 전권 쥐고 국가재난 질병 진두지휘   77
메르스로 잃은 것과 얻은 것   83

제5장 통일 의학과 보건의료정책
통일 준비는 남·북 의료격차 해소부터   87
통일 한국의 건강   90
'요람에서 무덤까지'의 숨은 主役들   95
건강 대통령, 복지 대한민국   98
적정 의료와 병원의사 줄 세우기   102
건강불평등 해소에 정부가 나서야 할 때다   106
건강 민주화의 전제조건   110

제3부 미래 한국의 보건 의료

제6장 글로벌 보건의료
글로벌 안보 이슈로 부상한 보건의료   117
세계적인 의료인, 김용과 이종욱   121
'이종욱-서울프로젝트'에 거는 기대   125
글로벌 시대의 건강관리법   130

제7장 생명의료연구의 핵심은 인재양성
생명의 시대 미래창조과학부의 역할   136
국가과학기술위원회에 바란다   139
기초의학을 살리자   142
病院 수출은 한국인의 지혜, 재주 그리고 情의 수출   145

제4부 미래, 대학, 의사

제8장 미래의사는 오케스트라의 지휘자
미래의 의사들, 오케스트라 지휘자가 되어야   153
서울의대는 왜 문과생도 원하나   157
올해도 의대 입시과열 이대로 좋은가   160
국민행복 시대를 위한 의학산업육성   164

제9장 대학의 역할
우리나라 대학의 경쟁력   169
미국 의대의 경쟁력과 우리 의대의 현실   172
의대의 책임, 정부의 역할   176
醫大, '연구 중심'으로 거듭나야   180
글로벌 연구중심 의대   183
대학을 졸업하는 학생들에게   187

에필로그
그를 울린 한마디 "사회 고치는 의사 돼라"   192
Training doctors of the future   195

1

건강백세와
예방의학

제1장 건강백세

제2장 올바른 건강정보

제3장 예방의학

제1장
건강백세

· 광복 70년, 다가오는 '健康 100세' 시대
· 웰다잉은 웰리빙, 웰에이징으로부터
· 건강하게 오래 사는 법
· 품위 있는 죽음 준비하기

광복 70년, 다가오는 '健康 100세' 시대

건강 개념은 병이 없는 상태에서 정신적·사회적 안녕으로 확대되었다. 이제는 수명을 늘리는 게 아니라 건강하게 오래 사는 것이 중요하다. 이를 위해 개인 맞춤형 질병예방 연구와 생활습관 개선에 관련된 서비스를 늘려야 한다.

함경남도 갑산이 고향인 1945년생 L씨는 6·25전쟁 통에 아버지를 잃고 남은 가족들과 대구로 내려왔다. 그는 고등학교 때 서울로 이사해 5년 전 은퇴할 때까지 앞만 보고 쉴 새 없이 달려왔다. 초등학교 시절 미군부대에서 나오는 우유찌꺼기와 납작보리를 섞어 만든 보리죽으로 점심 끼니를 때운 적이 많았고, 어릴 때 같이 놀던 친구 몇 명이 장티푸스로 사망하여 온 마을이 초상집 분위기였던 것을 아직도 기억한다.

비교적 건강 체질인 L씨는 건강이란 정신 및 육체의 기능을 잘 유지해서 남에게 신세 지지 않고 책임 있는 사회생활을 할 수 있는 상태라고 믿고 있다. 하지만 올해 70세인 그는 몇 년 전 심장혈관에 스텐트를 넣는 시술을 받았고, 작년 척추관 협착증으로 수술을 받은 후 합병증이 발생하여 크게 고생했다. L씨는 격변의 시대를 살아온 광복둥이들의 고단한 삶을 잘 보여준다.

광복 이후 70년간 우리의 경제 상황은 풍요로워졌고 각종 건강 지표는 세계 최고 수준이 되었다. 50세가 채 안 되던 기대수명은 82세로 늘었고, 광복 100년이 되는 2045년에는 88세로 전망되어 세계 최장수국이 될 것이라고 한다. 1,000명당 140명이던 영아사망률은 40분의 1로 줄었다. 이 같은 괄목할 만한 성장은 위생 및 영양상태의 개선과 항생제 및 예방주사의 도입 등 국가 보건의료 분야의 발전에서 비롯한 바가 크다.

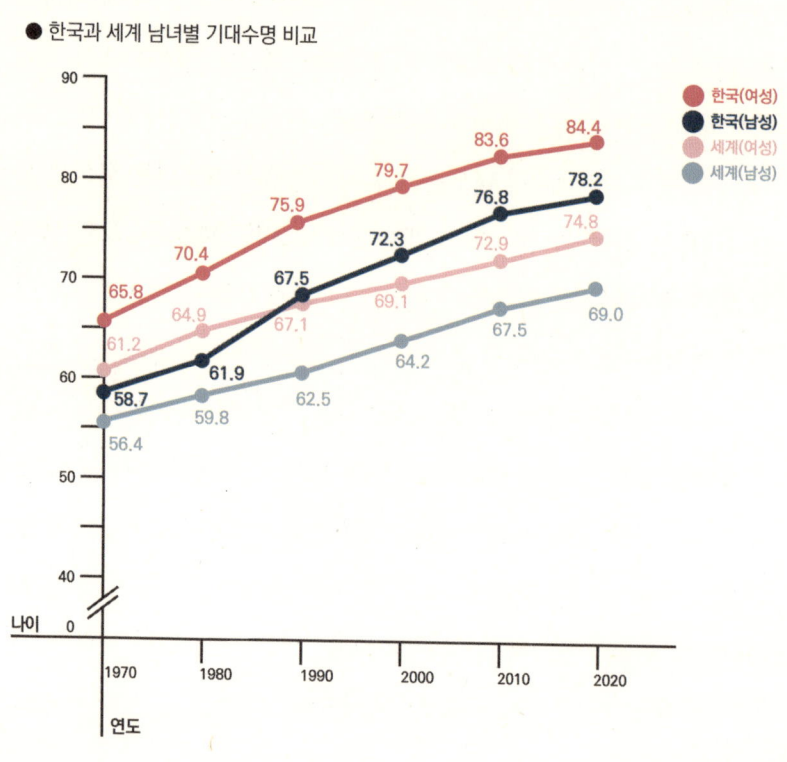

그러나 좋은 일만 있었던 것은 아니다. 1950년대 창궐하였던 전염성 질환은 눈에 띄게 줄었으나 고혈압·당뇨병 같은 생활습관형 질환에 시달리는 인구가 늘어나 복합만성질환의 시대가 되었다. 평균수명은 증가하였지만 질병 없이 건강하게 살아가는 기간을 일컫는 건강수명은 평균수명에 훨씬 미치지 못한다.

이제 변화가 필요하다. 지난 70년을 돌아보고 다가올 30년을 내다보며 광복 100년을 준비해야 한다. 지난 70년 동안 평균수명 증가 같은 건강지표의 양적 개선이 목표였다면 앞으로 30년은 건강하게 오래 사는 질적 도약에 힘을 쏟아야 한다.

그간 건강의 정의도 많이 달라졌다. 단순히 질병이 없는 상태를 건강하다고 부르던 과거와는 달리 신체적·정신적 웰빙은 물론이고 사회적·영적 안녕까지 포함하는 넓은 스펙트럼으로 그 정의가 확대되었다. 예방 중심의 건강관리가 더욱 중요하다는 의미다. 치료 효과가 입증되지 않은 노화방지 요법이나 주사 치료제에 현혹되지 말고, 상식적이며 누구나 실천할 수 있는 질병예방법을 익히는 것이 중요하다. 올바른 식이습관과 규칙적인 운동, 적절한 체중 조절과 함께 배려하고 나누는 건강한 마음가짐으로 질병예방의 중요성을 인식하고 실천에 옮기는 것이 훨씬 효과적이다.

이를 위해서는 한국인 고유의 질병예방 지침을 위한 과학적 근거를 마련하고, 그 근거들을 국민에게 제시할 수 있어야 한다. 나라마다 인종마다 질병 발생의 패턴이 다르고 질병 발생 원인이 다르기 때문이다. 특히 최근 의료 분야에서 각광받는 맞춤형 치료와 같이 개인의 특성에 맞춰 질병을 예방하기 위한 맞춤형 예방에 대한 연구도 활성화되어야 한다. 치료 행위에 집중되어 있는 건강보험 급여 체계에 대한 전반적인 재검토도 필요하다. 해외 여러 나라에서 도입되어 효과가 입증된 금연치료나 운동처방 등 개인의 생활습관 개선을 돕는 예방 서비스에 대한 보상 정책이 좋은 예가 될 것이다.

미국 건국의 초석을 다진 벤저민 프랭클린은 250여 년 전에 이미 "적은 돈으로 예방에 투자하는 것이 큰돈으로 치료에 투자하는 것만큼 값어치 있다(An ounce of prevention is worth a pound of cure)"고 얘기했다. 건강은 건강할 때 지켜야 한다는 상식적인 얘기를 일상생활 속에서 실천할 수 있다면 '광복 100년'에 앞서 '건강 100세' 시대를 맞이하게 될 것이다.

조선일보 2015년 8월 24일

웰다잉은 웰리빙, 웰에이징으로부터

세계적 투자자 워런 버핏처럼 여든 이후에도 왕성한 활동 하려면 철저한 건강관리와 긍정적 생각이 중요하다. 품위 있는 죽음을 준비하며 한 걸음씩 나아가는 자세를 가지고 오늘 하루를 열심히 사는 것이 축복이다.

이애란 씨가 부른 '백세 인생'이 선풍적인 인기다.
"팔십 세에 저 세상에서 날 데리러 오거든 / 아직은 쓸 만해서 못 간다고 전해라(중략) / 팔십 세에 저 세상에서 또 데리러 오거든 / 자존심 상해서 못 간다고 전해라(후략)"
노랫말처럼 불로장생(不老長生)은 인간의 오랜 꿈이자 욕망이다. 2,300년 전 진시황이 불로초를 찾아 헤맨 것이나 현대인이 태반주사나 성장호르몬과 같은 검증되지 않은 노화방지법에 눈을 돌리는 모습에서 시대를 초월한 인간의 욕망을 쉽게 찾을 수 있다. 얼마 전 미국 시사주간지 <타임>은 지금 태어나는 아이가 142세까지 살 수도 있다는 기사로 표지를 장식하였다. 근력과 정력을 청년 시절 같이 유지하면서 건강하게 오래 살 수 있는 방법이 과연 있을까?
최근 장수과학과 노화연구에 획기적인 결과가 많이 나오고 있다. 그중에 가장 대표적인 것이 텔로미어(telomere) 연구다. 텔로미어는 염색체 말단에 위치하면서 세포분열 시 염색체 소실을 막아주는 역할을 한다. 세포가 분열할 때마다 텔로미어의 길이가 짧아지므로 텔로미어의 길이가 짧을수록 세포가 늙었다는 것을 의미한다.

이를 발표한 블랙번 박사팀은 2009년 노벨 의학상을 받았다. 텔로미어를 복구하는 효소인 텔로머라제를 활성화할 수 있는 방법을 찾아내는 것이 최근 노화연구의 핵심 중 하나다. 하지만 아쉽게도 텔로미어의 길이나 텔로머라제의 활성화에 영향을 미치는 요인이 무엇인지는 아직 정확히 모른다. 노화 메커니즘을 이해하기 위한 실험 연구는 많은 진전을 보았으나 실제로 효과가 증명된 노화 방지법은 특별한 것이 없다는 얘기다.

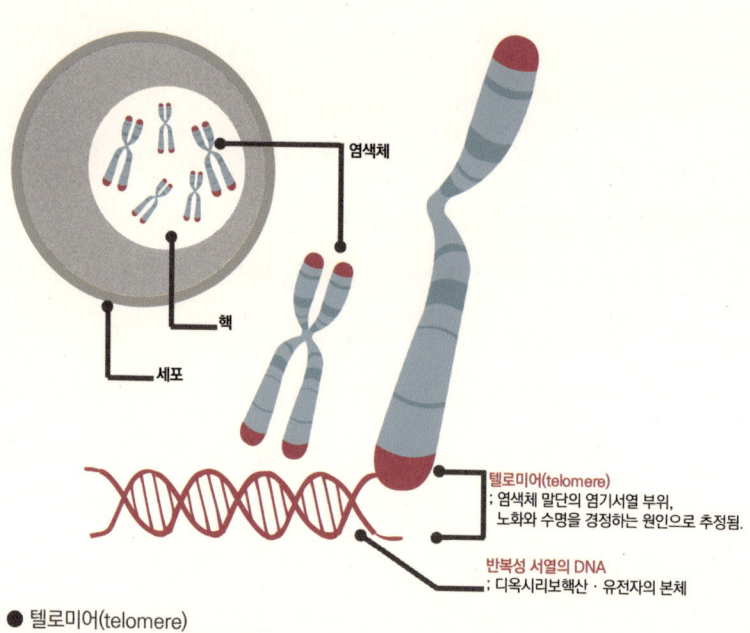

● 텔로미어(telomere)
 (출처: 노벨 생리의학상위원회)

흡연이나 비만이 세포 내 산화작용을 촉진하고 염증 반응을 증가시켜 텔로미어의 길이를 짧게 하고, 화를 낼 때와 같이 정신적인 스트레스는 염증 세포를 증가시킨다고 한다. 그간의 연구결과에서 노화를 늦추기 위해 가장 중요한 것은 총 열량 섭취를 줄이고 적당한 운동을 통해 인체 에너지 균형을 유지하는 것이다.

우리는 어떻게 하면 더 오래 살까에 대한 욕심만 부렸지, 어떻게 하면 잘 늙어갈지(well-aging), 그리고 어떻게 삶을 마무리할지(well-dying)에 대해서는 무관심해 왔다. 그런 맥락에서 최근 국회 본회의를 통과한 '웰다잉법'은 큰 의미를 갖는다.

보라매 병원 신경외과 의사가 임종을 앞둔 환자를 집에 보냈다는 이유로 실형을 선고받은 지 20년 만의 일이다. 웰다잉법의 통과는 무의미한 연명치료 중단을 법적으로 보장해 품위 있는 죽음을 준비할 기회를 주고 의료 비용의 절감이라는 부차적인 혜택도 얻게 되었다는 데 의의가 있다.

아무리 재산이 많고 지위가 높아도 사람으로 태어난 이상 죽음을 피해갈 수 없다. "삶은 연기된 죽음에 불과하다."고 말한 쇼펜하우어가 가장 품위 있다고 묘사한 것은 '잠자는 듯한 죽음'이다. 생명은 어떤 상황에서든 소중하지만, 말년에 인공호흡기와 연명치료에 의존해서 삶을 연장하는 것이 일생 치열하고 성실하게 살아온 멋진 인생의 마무리로는 격에 맞지 않을 수 있다. 프랜시스 베이컨이 "태어난 순간 죽음은 시작된다."고 하였듯 우리는 이제 인생의 끝자락을 바라보며 살아야 한다.

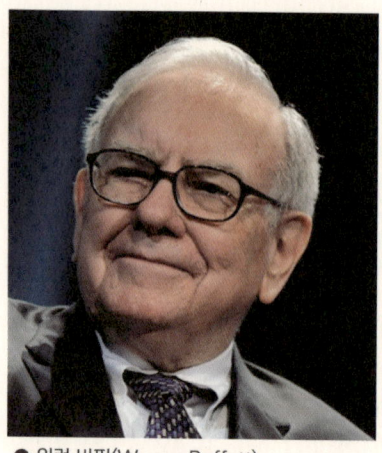
● 워런 버핏(Warren Buffett)
버크셔해서웨이(Berkshire Hathaway Inc.)
CEO

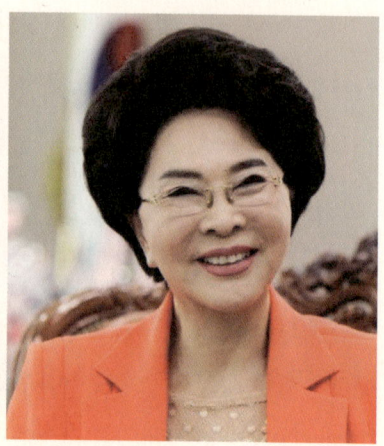
● 이길여 가천대학교 총장

　80세가 넘어서도 왕성한 활동을 하는 이들은 철저한 건강관리와 함께 매사 긍정 마인드를 겸비한 경우가 대부분이다. 세계적인 투자자이면서 전 재산을 사회에 환원한 워런 버핏, 길병원재단을 설립하고 가천대학교를 이끄는 이길여 총장 등이 좋은 예다.

　지금 여기에서 오늘 하루를 열심히 사는 것이 축복이라고 생각하고, 품위 있는 죽음을 준비하며 한 걸음씩 나아가자. 웰다잉을 위한 웰리빙과 웰에이징의 즐거운 마음으로 힘찬 하루, 활기찬 새해를 시작하자.

조선일보 2016년 1월 18일

건강하게 오래 사는 법

100세 시대는 건강하게 오래 사는 법을 배워야 한다. 장수는 후천적, 환경적 요인이 더욱 중요하다. 건강한 생활습관과 질병의 조기발견, 조기 치료와 재발 방지의 세 단계를 실천하면 건강한 미래를 설계할 수 있다.

100세 장수 시대가 다가온다는데 실감나지 않는다는 사람들이 주변에 많다. 체질적으로 건강한 몇몇 사람들의 이야기로만 들린다는 것이다. 하기야 의학이 발달하지 않았던 시대에도 100세까지 산 사람들이 있었으니 건강은 타고난 것이라는 게 아주 틀린 말이 아니다.

오래 사는 것만큼 중요한 것이 건강하게 오래 사는 것이다. 질병이 없는 상태에서의 기대수명인 건강수명은 현재 70세 수준이다. 건강수명이 길수록 노인 의료비 지출은 감소되어 국가 재정 부담이 덜어진다. 건강수명의 연장은 고령사회에 대한 근본 대책이 될 수 있다.

인간이 장수하는 데 선천적 체질이 더 중요할까, 환경에 잘 적응하며 건강을 관리하는 요인이 더 중요할까. 그 해답을 보여준 연구가 있었다. 암 발생에 유전적 요인이 더 큰지, 환경적인 요인이 더 큰지를 보는 연구였다.

특이한 것은 연구 대상이 모두 쌍둥이라는 점이다. 쌍둥이는 부

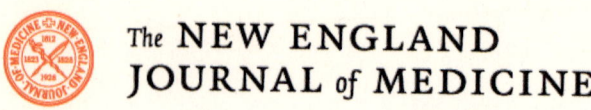

ORIGINAL ARTICLE

Environmental and Heritable Factors in the Causation of Cancer — Analyses of Cohorts of Twins from Sweden, Denmark, and Finland

N Engl J Med 2000; 343:78-85

암종	기여도		
	유전 요인	공유 환경 요인	비공유 환경 요인
위	28%	10%	62%
직장	35%	5%	60%
췌장	36%	0%	64%
폐	26%	12%	62%
유방	28%	6%	67%
자궁경부	0%	20%	80%
자궁	0%	17%	82%
난소	22%	0%	78%
전립선	42%	0%	58%
방광	31%	0%	69%
백혈병	21%	12%	66%

● 2000년도 NEJM 저널에 실린 쌍둥이 대상으로 한 특정 암종별 유전 및 환경요인 간의 상대기여도 예측

모로부터 동일한 유전적 형질을 갖고 태어나기 때문에 쌍둥이 형제 남매는 선천적인 체질이 같다고 본 것이다. 스웨덴, 덴마크, 핀란드에서 1886년 이후에 태어난 4만 4,788쌍의 쌍둥이 등록 자료를 이용하여 1996년까지의 암 발생 위험도를 계산하였다. 쌍둥이 형제나 자매 중 특정 암에 걸린 사람과 암에 걸리지 않은 사람의 숫자를 통계학적인 모델링 방법을 이용하여 유전요인과 환경요인 간의 상대 기여도를 예측하였다.

결론은 암 발생의 영향은 환경적 요인이 더 컸다는 것이다. 암의 종류별로 조금씩 차이가 있지만 환경적 요인이 약 70%, 유전적인 요인이 약 30%였다. 다시 말해 부모님이 물려주신 건강한 체질도 중요하지만 어려서부터 건강한 습관과 행동이 무병장수에 훨씬 중요하다는 것이다. 따라서 자신의 노력에 따라 체질적 요인을 훨씬 뛰어넘는 건강을 유지할 수 있다. 그 한 가지 방법이 3단계 질병예방법이다.

질병의 1차 예방은 흡연, 음주 등의 나쁜 습관을 없애고 규칙적인 운동과 균형 잡힌 식이 습관을 유지하는 것이다. 이것만 잘해도 암 발생의 70%는 예방할 수 있지만 따라 하기는 쉽지 않다. 어떤 음식을 피하고 얼마나 운동하는 것이 좋을까. 국가에서 권장하는 암 예방 수칙에는 음식을 짜지 않게 먹고 일주일에 다섯 번 이상 땀이 날 정도로 운동하라고 권장한다. 이 수칙들은 대부분 외국에서 수행된 연구결과를 토대로 하고, 우리나라 고유의 역학 연구결과에 기반을 두고 있지 않다는 것이다.

인종에 따라 환경적인 위험요인이 차이가 나기 때문에 각 나라에

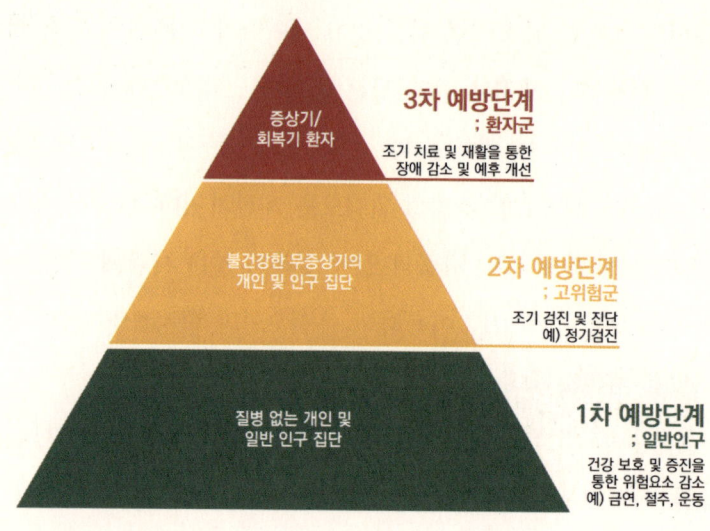

● 3단계 질병예방법

서는 그 나라에서 수행된 역학 연구를 가지고 질병예방수칙을 제정한다. 우리나라에서 가장 흔한 위암의 경우만 해도 짜게 먹는 식이습관과 위암 발생의 관련성에 대한 역학 연구 결과가 일관적이지 않다. 매년 10만 명이 넘는 사람이 새롭게 암에 걸린다. 한국인을 대상으로 수행된 한국형 질병예방 가이드라인이 시급히 필요한 시점이다.

2차 예방은 질병의 조기발견이다. 우리나라는 태어난 후 만 40세, 66세에 시행하는 생애전환기 건강검진부터 영유아건강검진, 일반건강검진, 암검진 등 질병의 조기발견을 위한 국가 단위 사업이 전 세계적으로 가장 활발한 나라다. 따라서 이 분야에서 우리나라는 최고 선진국이라 자부할 수 있겠다. 국가주도 검진과 더불어 민간의료기관에서 제공하는 종합검진은 의료의 질과 경비 면에서 국제적인 경쟁력을 갖추고 있다. 머지않은 미래에 본인과 가족에 흔한 질병을 고려한 맞춤 예방 모델도 도입될 예정이다.

질병예방의 마지막 단계는 조기 치료와 재발 예방단계다. 최근 미국암연구소 지원으로 진행되고 있는 대규모 생활습관 중재 연구인 '여성식이 중재 연구'에서 유방암 수술 후 저칼로리 식이 및 운동이 재발을 감소시키고 질병의 예후를 증가시킨다고 보고하였는데, 우리나라 암 환자에게도 적용할 수 있을지는 면밀한 검토가 필요하다.

이와 같은 3단계 질병예방법을 실천하여 건강한국의 미래를 설계하자. 건강할 때 건강을 지키는 것이 가장 기본적이면서도 효과적인 방법임을 다시 한 번 깊이 인식하자.

서울신문 2011년 1월 20일

품위 있는 죽음 준비하기

노인 1인 가구가 늘어나면서 웰다잉에 대한 관심도 증가하고 있다. 인간답고 품위 있는 죽음이란 무엇인가? 양질의 의료서비스뿐만 아니라 죽음을 준비하는 교육도 필요하다. 무엇보다 하루하루를 의미 있게 살 때 웰다잉이 가능해진다.

오늘은 어버이날이다. 일제강점기에 태어나 6·25전쟁, 4·19혁명 등 격변의 근현대 한국사를 경험하고 산업역군의 주역으로 경제발전에 몸 바쳐 청·장년기를 보낸 후 어느덧 초고속 노령사회의 일원으로 진입해 버린 우리 부모님 세대는 농경사회, 산업사회, 후기산업사회를 가장 짧은 기간에 경험한 유일한 세대다.

우리나라가 이만큼 먹고살게 된 뿌리는 우리 부모님 세대의 높은 교육열과 자식에 대한 무한한 사랑, 국가에 대한 헌신이다. 이들에 대한 존경과 사랑은 고스란히 우리와 다음 세대의 몫이다. 그런데 이들이 처한 현실은 어떠한가?

혼자 사는 1인 가구의 비중이 올해 4가구 중 1가구에 달해 2인 가구를 제치고 가장 보편적인 가구 형태가 되었다고 한다. 이처럼 1인 가구가 급증한 것은 젊은 층의 결혼 기피와 만혼이 늘었고, 기대수명이 길어지면서 독거노인이 많아졌기 때문인 것으로 분석된다.

특히 75세 이상 노인 1인 가구는 지난 2010년 48만 가구에서

2035년에는 210만 가구가 될 것으로 보인다. 또한 고령층에서 1인 가구가 차지하는 비중은 2006년 이미 초고령사회(총인구 중 65세 이상 인구 20%)에 진입한 일본보다 우리나라가 높다고 한다.

노인 1인 가구는 자립적인 경제능력이 없어 생계를 꾸리기가 어려운 경우가 대부분이다. 배우자와의 사별, 가족과 떨어져 살면서 느끼는 외로움과 고혈압, 당뇨, 관절염 등의 노인성 만성질환은 최소한 한두 개씩은 갖고 산다. 암이나 뇌졸중 같은 중한 질병에 걸린 경우에는 진료비에 대한 부담뿐 아니라 간병과 요양에 필요한 도움을 받지 못해 삶의 질은 형편없는 현실이다. 말기로 가면서 의료비에 대한 부담은 훨씬 커진다.

2010년 건강보험 가입자 20만 명의 의료기관 이용내역을 분석한 결과, 우리나라 국민은 사망 전 1년 동안 평균 1,200만 원 이상을 병·의원 진료비와 약값으로 쓴다고 하는데, 이는 일반 환자보다 9배나 많은 것으로 조사됐다. 치료 가능성이 희박한데도 각종 검사나 연명치료에 과도한 의료비를 지출하는 것이 원인으로 분석된다. 서울대병원 허대석 교수가 조사한 결과 임종 한 달 전에 항암화학요법을 받은 비율이 미국은 10%인데 우리나라는 31%였다.

지난주 80대 노인이 중환자실에 있던 아내의 산소 호흡기를 자른 사건이 보도되었다. 의료비에 대한 과도한 경제적인 부담이 원인이었는지, 고통받는 부인에 대한 마지막 배려가 우선이었는지는 몰라도 시사하는 바가 크다. 누구나 '인간답고 품위 있는 죽음'을 바란다.

2009년 5월 무의미한 연명치료를 중단하고 인공호흡기를 제거하라는 신촌 세브란스병원 김모 할머니에게 내려진 대법원 판결 이후 품위 있게 죽음을 맞이하자는 '웰다잉'에 대한 관심이 높아졌다. 과연 품위 있는 죽음은 어떻게 준비해야 할까?

생애 말기환자의 과도한 의료비 지출에 대한 문제는 이제 환자 가족과 의료기관에만 맡겨둘 수 없다. 국가의 중요한 보건의료정책 과제로 다루어야 한다. 사망 전 의료서비스는 치료뿐 아니라 완화와 돌봄의 관점에서 이뤄져야 한다. 완화의료(호스피스 치료)는 지정된 병원뿐만 아니라 가정에서도 서비스를 받을 수 있도록 법적·제도적 장치가 필요하다.

죽음의 방법을 개인 스스로 어느 정도까지 결정해 놓는 것 또한 중요하다. 미국에서는 인공호흡기, 심폐소생술뿐 아니라 수혈, 수액·영양제 공급, 투석 등 '포괄적 연명치료'까지 사전에 환자가 결정하게 한다. 우리나라에서도 더 이상 회복이 불가능하다는 판정을 받았을 때 원하는 치료와 원하지 않는 치료 방법을 선택하는 '사전 의사결정서'를 작성하는 것이 필요하다. 이에 대한 민관 합동의 국민적 캠페인이 시급하다.

마지막으로는 건강할 때 '죽음을 준비하는 교육'도 받아야 한다. 한국죽음학회에서 편찬한 『웰다잉 가이드라인』에서는 유언서 작성 등의 실제적인 내용뿐 아니라 자신의 인생 되돌아보기, 죽음의 의미 이해하기 등을 통해 삶을 보다 보람있게 영위하도록 제언하고 있다. 품위 있는 죽음을 위해서 하루하루를 알차고 의미 있게 살자는 것이 '웰다잉'의 기본이기 때문이다.

서울신문 2012년 5월 8일

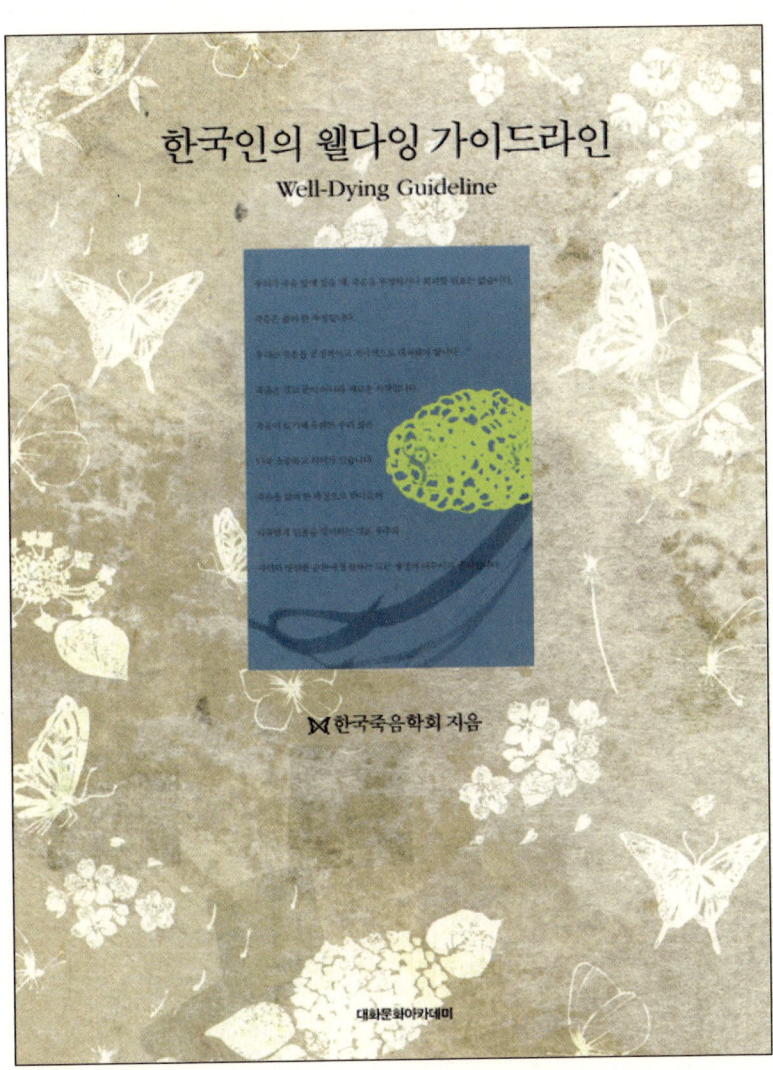

● 『한국인의 웰다잉 가이드라인』 한국죽음학회(이화여대 교수 최준식)

제2장
올바른 건강정보

· 건강정보 홍수 시대
· 붉은 살코기, 동양인에게 발암물질 아닐 수 있다
· 생활 속 발암물질
· 불산 유출 공포와 정부 대책
· 청소년 자살과 청소년 비만

건강정보 홍수 시대

우리는 건강정보의 홍수 시대에 살고 있다. 하지만 연구 방법에 따라 상반된 결과가 나타나기도 한다. 잘못된 정보는 불량식품을 먹는 것보다 위험할 수 있다. 외국의 연구결과에 의존하기보다 한국인의 특성에 맞는 연구에 의한 건강정보가 절실하다.

우리는 건강 관련 정보의 홍수시대에 살고 있다. 주요 일간지, 방송매체, 의학 관련 전문지에서 다양한 종류의 건강 관련 정보를 쉴 새 없이 쏟아내고 있다. 정보의 진위를 떠나 우리는 너무 많은 건강정보에 시달리고 있다.

최근 "하루에 커피를 4잔 이상 마시면 고혈압이 예방된다."는 연구 결과가 나왔다. "토마토가 전립샘에 좋다." "채소와 과일 섭취는 폐암을 예방한다."라고 하는데 과연 믿을 만한 것인지, 어떤 연구에서 나온 것인지 한번 살펴보자.

건강정보를 만들어 내는 의학연구는 크게 세 종류로 분류된다. 동물이나 세포를 이용한 실험연구, 인구집단을 장기간 관찰해 질병 발생에 관여하는 원인을 찾는 코호트 연구 등의 역학 관찰 연구, 신약이나 예방물질의 효과를 검증하는 임상·예방시험 연구로 나뉜다. 이 중에 인과론에 가장 근접한 것이 임상·예방시험 연구이고, 실험

연구는 인과론을 규명하는 데 가장 한계가 많다. 반면에 관찰연구는 실험결과를 인체에 적용하는 과정상의 오류가 없고 사람의 실제 습관과 행동을 반영하는 연구로서 장점이 많다.

하지만 역학 관찰 연구는 이런 장점에도 결과가 일관적이지 않다. 그 이유는 식이 등의 생활 습관에 대한 평가가 부정확한 경우가 많고, 연구 대상자의 선정이나 사례를 확인하는 과정이 복잡하기 때문이다. 언급한 '커피의 고혈압 예방' 연구는 파리의 진료소를 찾아온 약 17만 명의 환자를 대상으로 커피와 차 섭취에 관한 것을 기록하게 하고 약 10년간 관찰한 연구결과다. 연구방법상의 문제가 없더라도 다른 대규모 연구에서 상반된 결과를 보인 적도 있기 때문

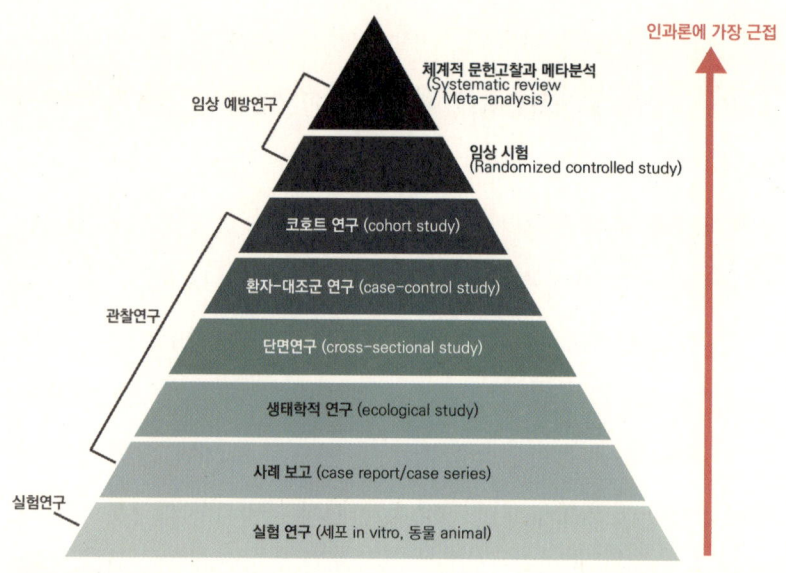

● 근거의 단계 (Hierarchy of evidence)

에 이 결과만으로 커피의 고혈압 예방 효과를 예단하는 것은 아주 위험하다.

하버드대 연구진은 토마토에 많은 라이코펜(lycopene)이라는 항산화제가 전립선암을 예방한다는 연구결과를 보고한 바 있다. 코호트 연구로서 이 결과를 토대로 라이코펜을 추가한 토마토케첩까지 나오고 건강보조식품으로 라이코펜에 대한 수요가 급증했다.

하지만 미국국립암연구소에서 하버드대의 규모보다 세 배 이상의 대상으로 수행한 연구 결과는 라이코펜과 전립선암과 관계가 없다는 결론을 내렸다. 채소와 과일에 많이 함유된 비타민의 일종인 알파 토코페롤(alpha tocopherol, AT)과 베타카로틴(beta carotene, BC)은 항산화효과가 높아 폐암, 대장암 등을 예방한다고 많은 역학 관찰 연구에서 보고됐다.

이런 연구결과를 바탕으로 ATBC라는 예방시험연구가 수행됐다. 한 그룹은 AT와 BC를 투여하고 다른 한 그룹은 위약을 투여해 ATBC 예방 효과를 보기 위한 인체를 대상으로 하는 시험연구였다. 인과론에 가장 근접한 연구방법이다. 결과는 ATBC를 투여한 그룹에서 오히려 사망률이 높게 나타나 조기에 연구를 종료했다.

우리나라에서는 정부에서 10가지 암 예방 지침을 추천하고 있다. 이 중 신체활동에 대해서는 일주일에 3회 이상, 한 번에 30분 이상 땀이 날 정도의 운동을 하라고 추천하고 있다. 그렇다면 일주일에 2회 이상, 한 번에 1시간씩 또는 매일 하루에 15분씩 하는 것과는 어떤 차이가 있을까. 정답은 '모른다'이다. 우리나라에서는 이와

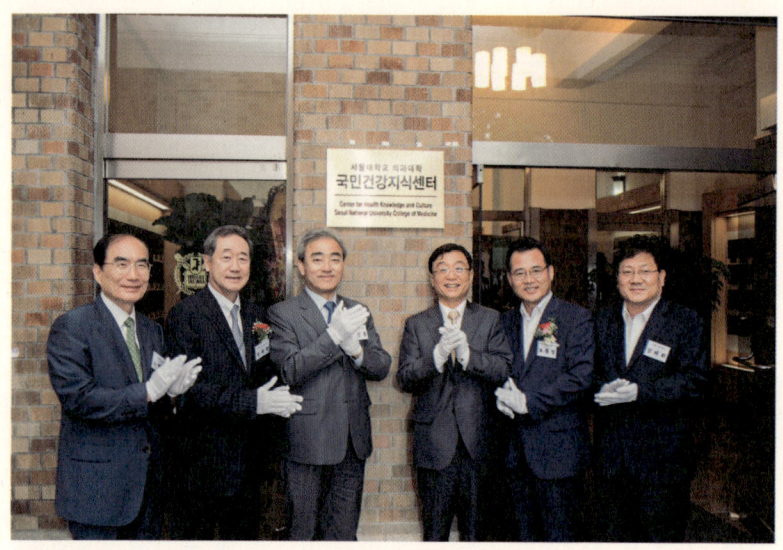

● 국민건강지식센터 개소식

(좌측부터 노정일 서울의대 교수, 장대환 매경미디어그룹 회장, 유진룡 문화체육관광부 장관, 오연천 서울대 총장, 노동영 국민건강지식센터 소장, 강대희 서울의대 학장)

관련된 역학연구가 한번도 수행된 바가 없기 때문이다.

정부는 어떻게 암예방 지침을 만들 수 있었을까. 외국의 연구결과를 그대로 베껴온 것이다. 인종과 국가 간에 질병의 발생 패턴과 발병 요인이 다르기 때문에 각 나라에서는 그 나라의 실정에 맞는 질병예방 지침을 만들고 있다.

우리나라는 경제규모와 국가 연구개발 투자액에 비해 질병 원인 역학연구에 대한 비중이 가장 낮은 나라다.

엊그제 서울대 의과대학에서는 국민건강지식센터 개소식이 있었다. 국민의 눈높이에 맞는 균형 잡힌 건강 관련 정보를 제공한다는 취지라고 한다. 우리에게는 잘못된 정보가 얼마나 사회에 심각한 영향을 끼치는지 뼈저리게 경험한 적이 있다. 건강에 관련된 잘못된 정보는 '불량식품'을 먹는 것보다 훨씬 위험할 수 있고, 특히 외국의 연구결과를 그대로 베껴 쓰는 오류는 더욱 심각한 문제를 일으킬 수 있다. 한국인 고유의 특성에 맞는 질병 원인 역학연구에 의한 균형 잡힌 건강정보가 절실한 시점이다.

서울신문 2013년 7월 11일

붉은 살코기, 동양인에게 발암물질 아닐 수 있다

햄, 소시지가 1급 발암물질이라는 논란이 있었으나 인종과 문화의 차이를 고려한 과학적 근거가 필요하다. 모든 물질은 독성을 갖고 있으며, 약과 독을 결정하는 것은 양이다. 개인의 특성에 따라 다르게 처방해야 한다.

세계보건기구 산하 국제암연구기구(IARC)가 햄·소시지 등 가공육을 1등급 발암물질로, 쇠고기·돼지고기 등 적색육(red meat)을 2A등급 발암물질로 발표하여 논란이 거세다. 며칠 후 식품의약품안전처가 "한국인의 섭취량은 우려할 만한 수준이 아니다."라고 발표하며 진정에 나섰지만, 여전히 국민은 우리 식탁에 자주 오르는 햄과 돼지고기를 먹어도 되는지 혼란스럽다.

IARC의 발암물질 분류는 발암성의 정도에 따라 등급이 결정되는 것이 아니라 발암성을 뒷받침하는 과학적 근거가 얼마나 충분한가에 따라 등급이 결정된다. 담배·석면과 같은 1등급 발암물질은 2등급 발암물질에 비해 암을 일으킬 위험도가 높은 것이 아니라, '인체에서 발암성의 증거가 충분한 물질'이다. 반면 2A등급 발암물질은 '동물실험에서는 발암성의 증거가 충분하나 인체에서는 증거가 결정적이지 않은(inconclusive) 물질'이다.

식이와 같은 생활 습관 요인은 인종이나 지역, 문화 등의 영향을

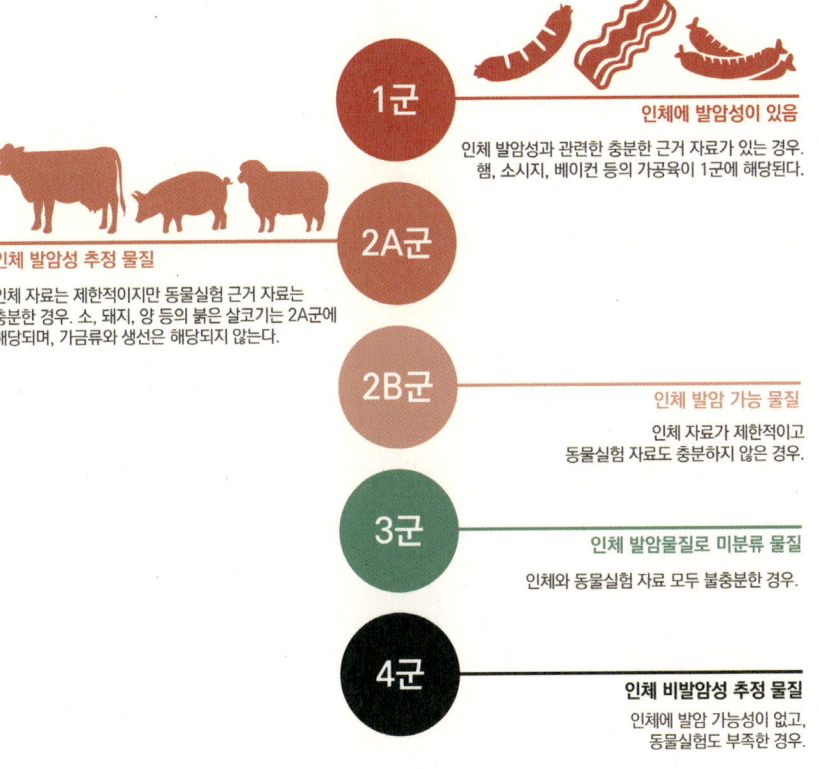

- 국제암연구소 (International Agency for Research on Cancer, IRAC) 의 발암물질 분류 (Carcinogenic classification groups)

　　세계보건기구 (WHO) 산하 국제암연구소 (IRAC)는 2015년 발표한 발암성물질 분류에 붉은 살코기와 가공육을 포함했다. 이 분류는 얼마나 많은 종류의 암을 유발하는가가 아니라, 인체에 암을 유발할 가능성이 얼마나 있는지를 의미한다.

많이 받기 때문에 이번 IARC의 발표를 우리 식탁에 그대로 적용하는 데 몇 가지 문제가 있다. 우선 동양인에게 적색육을 발암물질로 분류할 만큼의 과학적 근거가 부족하다. 이번 발암물질 분류에 사용된 800편의 논문 중 동양인을 대상으로 한 연구가 몇 개나 포함되었는지 확인되지 않고 있다. 동양인을 대상으로 한 연구 중 "상하이 여성 건강 연구(Shanghai Womens Health Study)"는 상하이에 거주하는 성인 여성 7만 3,000명을 대상으로 한 코호트 연구인데 적색육을 많이 먹을수록 대장암 발생이 오히려 감소한다는 결과를 보고하였다.

최근 한국인을 포함한 아시아 8개국의 30만여 명을 대상으로 한 코호트 연구에서도 적색육을 많이 먹을수록 남성에서는 심혈관계 사망률이, 여성에서는 암 사망률이 감소하였다. 이런 결과는 동양인이 서양인에 비해 적색육을 적게 먹어서 인과관계 규명을 위한 통계적인 검증력이 낮기 때문일 수도 있지만, 현재까지 동양인에게 적색육이 암 발생을 증가시킨다는 확실한 근거는 없다. 이런 이유로 인종이나 문화의 차이를 고려한 발암물질 분류가 필요한 것이다.

또한 발암성을 평가할 때는 암 발생 가능성과 함께 노출되는 용량을 고려하여야 한다. 옥수수나 콩의 썩은 부분에서 검출되는 아플라톡신은 니코틴보다 독성은 높지만 인체 노출량은 니코틴의 백만분의 1도 되지 않으니, 실제 인체에서는 아플라톡신보다 니코틴이 문제가 된다.

500여 년 전 독성학의 아버지라고 하는 파라셀수스(Paracelsus)는 "이 세상 모든 물질은 독성을 가지고 있으며 약과 독을 결정하는 것은 그 양(量)이다(The dose makes the poison)."라고 강조한 바 있다. 적색육 섭취량이 서양인에 못 미치는 우리 국민에게 서양인과 같은 잣대를 댈 수는 없다.

보건복지부에서는 국민 암 예방 수칙을 발표하는데, 10개의 세부 수칙 중 우리 국민을 대상으로 한 연구 결과에 기반을 둔 것은 거의 없다. 대부분 외국의 기준을 번역한 것들이다. 미래의료의 큰 흐름 중 하나는 정밀의학(precision medicine)이다. 환자의 유전 정보, 진료 정보, 생활환경 및 습관 정보에 따라 예방, 치료 전략을 개별화하는 것이다. 모든 환자에게 획일적으로 적용되는 치료는 점차 사라지게 될 것이고, 발암물질의 위험성도 개인의 특성에 따라 달라질 것이다.

이번 논란을 계기로 한국인 고유의 암 예방 지침에 대한 요구가 더욱 커졌다. 대규모 역학연구에 역량을 모아 지침 작성의 근거를 만들고 미래 의료의 변화를 선도해야 한다. 우리 국민의 격과 수준에 맞는 질병예방 정책이 절실히 필요하다.

조선일보 2015년 11월 11일

생활 속 발암물질

우리 주변에 검증되지 않은 발암물질에 대한 정보가 많으나 위험도 확인, 양 반응 관계 추정, 노출 평가의 단계를 거쳐 평가되어야 한다. 가장 중요한 것은 노출 빈도와 양이다. 바른 정보를 검증하고 제공하는 체계가 필요하다.

얼마 전 휴가지에서 우연히 보게 된 텔레비전 프로그램에서 '생활 속 발암물질'이라는 주제의 토크쇼가 방영되고 있었다. 의료 전문가 패널과 연예인들이 실제 생활에서 자주 사용하는 물건들의 발암성을 설명하고 있었다. 일반인들이 자주 사용하는 물건 중 발암물질이 포함된 물질을 알려줘 암 발생의 위험을 줄이고 경각심을 유발하려는 의도는 충분히 이해가 된다. 하지만 연예인들의 과장된 반응과 전문가 패널의 발암물질 및 암 발생에 대한 과학적인 근거가 없는 사실을 단정적으로 발언하는 것을 보고 건강관련 정보가 잘못 전달될 경우의 피해에 대해 걱정이 됐다.

전자레인지에서 나오는 전자파, 화장실의 락스, 비타민까지도 발암물질이라고 하더니 피서지에서 노출될 수 있는 발암물질에 대한 순위를 매긴 코너에서는 나무젓가락의 곰팡이에 있는 아플라톡신, 물티슈의 방부제, 즉석밥의 플라스틱 용기에서 나오는 환경호르몬, 번개탄에 직접 구워 먹는 삼겹살을 순위로 정하고 발암 가능성에 대해 설명했다. 특히 삼겹살을 직접 불에 구울 때 벤조피렌이라는 발암물질이 발생한다고 하더니 벤조피렌 발생을 줄이고자 알루미늄 호일을 사용하면 또한 치매를 유발한다고 겁을 준다.

어떤 물질에 발암성이 있는지에 대한 평가는 동물실험 결과와 인구 집단을 대상으로 하는 역학조사 결과를 종합해 세계보건기구 산하의 국제암연구소에서 수행한다. 위에서 언급한 아플라톡신과 벤조피렌만이 1등급 인체발암 물질로 분류돼 있고 전자파나 환경호르몬 등은 두세 등급 아래인 인체발암 가능 물질로 분류돼 있다.

유해물질에 대한 위해도 평가는 위험도 확인, 양 반응 관계 추정, 노출 평가의 세 단계를 거치는데 이 중에서 가장 중요한 것이 노출 평가다. 다시 말해 독성 물질이라도 노출되는 양이 얼마인가에 따라 인체 내에서 그 물질의 독성이 결정된다는 것이다. 이미 16세기에 활동한 독성학의 아버지라고 하는 파라셀수스는 용량이 그 물질이 치료제인지 독극물인지를 결정한다고 했다.

또한 미국 버클리대학의 유명한 독성학자인 브루스 에임스는 파라셀수스의 정의를 더욱 발전시켜 '용량보정 발암성'이라는 개념을 도입했다. 다시 말해 독성보다 더욱 중요한 것이 노출되는 양이기 때문에 어떤 물질의 독성을 평가할 때는 그 물질에 대한 노출 빈도와 양을 더욱 중요하게 고려하자는 것이다.

위에서 언급한 아플라톡신은 간암을 일으키는 맹독성 물질로 알려져 있지만 땅콩이나 옥수수의 곰팡이에서 검출되는 양이 워낙

적어서 실제 인구 집단을 대상으로 하는 역학 연구에서는 간암과의 관련성이 입증된 사례가 많지 않다. 오히려 술은 적은 양을 마시면 질병예방에 효과가 있다고 알려져 있으나 많은 양의 장기적인 노출은 유방암, 간암을 비롯한 각종 암과 심혈관계 질환, 대사성 증후군까지 일으키는 가장 잘 알려진 유해물질이다. 그래서 세계보건기구에서는 술을 1등급 인체발암 물질로 분류하고 있다. 발암성보다 더욱 중요한 것이 노출의 빈도와 양이다.

과학적 연구를 통해 축적된 정보를 바탕으로 어떤 물질의 위해도 평가가 끝나면, 그 물질에 대한 위해도 관리 단계에서는 확인된 정보를 이용한 정확한 소통이 가장 중요하다. 시청률 경쟁 때문에 자극적인 내용을 과학적 검증이 없는 상태로 내보내는 방송사와 검증되지 않은 건강 관련 정보가 수도 없이 올라오는 인터넷의 문제점에 대해서는 시청자나 네티즌의 판단과 주의에만 맡겨 놓을 수 없다. 어떤 정보가 과학적 근거를 갖고 작성된 정보인지 알 수 없을 뿐만 아니라 각종 상업광고와 연계돼 부가적인 피해도 유발할 수 있기 때문이다.

잘못된 건강정보의 피해는 고스란히 일반 시민들에게 전가되기 때문에 의학 및 건강 관련 정보에는 전문가 인증제가 시급히 도입돼야 한다. 최근 한국과학기자협회는 2015년 세계과학기자총회를 한국에 유치했다. 자극적이고 여론을 호도하는 방식이 아닌, 국민건강을 바르게 지킬 수 있는 의학 및 건강정보의 제공 체계가 세계과학기자총회를 준비하는 과정에서 만들어질 수 있기를 희망해 본다.

서울신문 2013년 8월 13일

불산 유출 공포와 정부 대책

불산은 활성이 강해 광범위하게 치명적 해를 끼칠 수 있지만, 유독성 냄새로 인해 조기 대응이 가능하다. 대기 중 노출 규모를 파악하고, 피해자를 보호하고 관리해야 한다. 유해물질과 관련된 기구를 설립하여 범부처 간 협력하면 같은 실수를 반복하지 않을 것이다.

경북 구미시에서 발생한 불산 유출 사고의 파장이 걷잡을 수 없는 수준으로 번지고 있다. 사고 발생 후 보름 가까이 지났지만 피해자 숫자가 계속 불어나고 있다.

불산은 활성이 강해 반도체 등 첨단제품의 세정작업과 주석·납·크롬 등의 도금작업, 스테인리스강 표면처리 등에 광범위하게 사용된다. 불산은 공기와 접촉하면 연기를 내며 자극적인 냄새가 나는 유독성 가스다. 인체에 닿으면 피부와 점막을 심하게 부식시킬 수 있는 물질로, 특히 고농도로 흡입하면 강한 독성을 보여 신경조직 손상과 폐부종 등이 생겨 사망에 이를 수 있다. 하지만 특유의 유독성 냄새 때문에 유출 초기에 조기 대응이 가능하다. 그런데도 이번 사건은 조기 대응 부실이 얼마나 큰 피해를 가져올 수 있는지를 극명하게 보여주고 있다.

환경 유해물질 유출에 의한 사고는 해당 물질의 노출 규모를 파악하는 것이 급선무다. 초기에는 급성 고농도 노출 피해자에 대한 건강 장애를 평가하고, 지속적인 노출을 차단해 2차 피해 예방에 초점이 맞춰져야 한다. 유해물질의 물리·화학적 특성을 바탕으로 건강 피해의 규모를 예측하는 것도 병행돼야 한다. 이번 사건과 같이 환경 유해물질에 의한 건강 장애는 몇 가지 특징이 있다. 우선 많은 사람들에게 피해를 줄 수 있다는 것이다. 환경성 질환의 특징 중 가장 대표적인 것이다.

특히 어린이나 노약자, 만성질환을 갖고 있는 사람에게 훨씬 피해가 커질 수 있기 때문에 더욱 심각하게 대처해야 한다. 또한 환경성 질환은 노출이 중단되어도 발생된 건강 장애가 좋아지지 않는다는 것이다. 대개의 유해물질은 생물학적인 반감기(인체에 들어온 유해물질의 반이 체외로 빠져나갈 때까지 걸리는 시간)가 수주에서 수개월이지만, 뼈에 흡수된 불산은 이 기간이 20년 가까이 된다. 따라서 장기간 노출에 의한 만성적인 건강 장애를 관리하는 것이 무엇보다 중요하다.

향후 대책 중 가장 시급한 것은 대기 중 불산 노출 규모를 정확히 파악하여 조금이라도 유해 가능성이 남아 있다면 잠재적인 건강 피해자를 이주시키는 것이다. 환경 유해물질의 위해도 평가는 대상 물질의 독성 평가, 노출 규모 파악, 노출량과 피해 정도에 대한 양-반응관계 평가로 이루어진다. 이 세 가지 단계에 대한 치밀하고 체계적인 접근이 필요하다.

두 번째는 노출 피해자에 대한 보호와 관리다. 불산은 전신 독성을 일으키는 물질이다. 비염, 기관지염 등의 점막 손상에 의한 가벼운 건강 문제부터 폐부종, 신경조직 손상 등의 치명적인 건강 평가까지 체계적으로 시행되어야 한다. 당뇨, 고혈압 등의 만성질환을 가지고 있는 노인층에 대한 보다 심층적인 건강 평가와 관리도 병행돼야 함은 물론이다.

이번 사건은 우리 사회가 가지고 있는 위기관리의 총체적인 부실을 그대로 보여준다. 21년 전 같은 지역에서 유사한 사건이 발생했다. 페놀 30t이 낙동강에 유출된 사건이다. 이 사고로 수돗물의 페놀 수치가 세계보건기구 허용치의 110배까지 올라갔다. 녹색연합에서는 낙동강 페놀 오염사건을 '1950년대 이후 발생한 대한민국 환경 10대 사건' 중 1위로 선정하였다.

지난 20년간 우리 경제는 눈부신 성장을 거듭해 이제는 세계 10대 경제규모를 자랑한다. 하지만 자연재해나 인공 재난에 대한 위기관리는 오히려 뒤따라가지 못하고 있다. 이제는 체계적인 관리가 필요한 시점에 왔다.

미국에서는 1980년에 유해물질의 환경 누출과 유해물질 매립지에 의한 건강문제를 해결하기 위해 독성물질환경질환등록청을 설립했다. 현재는 환경 유해물질의 만성적인 건강장애 연구를 동시에 수행하기 위해 국립환경보건센터와 같이 운영하고 있다.

환경유해인자에 의한 건강문제는 단기간 고농도 노출에 의한 급성 건강장애뿐 아니라 장기간 저농도 노출에 의한 만성 장애가 오히려 더욱 큰 문제다.

이제는 우리도 환경성 질환의 급성 역학 조사와 만성 역학 연구를 전담할 수 있는 기구의 설립이 시급히 필요하다. 범부처 간 협력은 필수적이다. 같은 실수를 사전 예방하기 위한 것이다.

서울신문 2012년 10월 11일

청소년 자살과 청소년 비만

국내 청소년 자살률은 성인 자살률보다 높다. 그 원인은 학업에 대한 스트레스가 대부분이다. 학생들을 성적으로 줄 세우기보다 다양성과 창의성을 기반으로 성장하는 토대를 만들어줘야 한다. 청소년 비만 문제도 해결하여 미래의 주역으로 성장하도록 도와야 한다.

세계보건기구에서는 청소년기를 10세에서 19세로 정의하고 있으나, 우리는 사회적 통념상 중고등학교 학생을 말한다. 청소년기는 소아에서 어른으로 이행하는 시기로, 빠른 신체 발달을 정신적인 성장 속도가 따라가지 못해 사회정신의학적인 문제가 중요한 건강 문제로 나타나는 경우가 많다. 이런 이유로 청소년기에 두 번째로 흔한 사망원인이 자살이다.

통계청 자료에 따르면 국내 청소년 자살률은 성인 자살률보다도 높다. 증가율도 높은데, 성인 자살률이 10년간 50% 정도 늘어난 것에 비해 청소년 자살률은 약 57% 증가하였다. 이 증가율은 전 세계에서 두 번째로 높은 것이고 청소년 자살률은 전 세계 5위까지 높아졌다. 대한민국의 미래이자 장차 세계를 이끌어갈 우리 젊은이들이 꽃다운 청춘을 제대로 펴보기도 전에 스스로 목숨을 끊는다는 것은 너무도 심각한 사회문제다.

무엇이 우리 젊은이들을 자살로 몰고 간 것일까? 성인의 주된 자살 요인은 경제적 어려움이나 질병의 고통에 의한 것이 많은 반면에 청소년의 자살 원인은 성적 및 진학 문제와 이에 따른 가정불화가 대부분을 차지하고 있다. 성인 자살자의 대부분이 우울증 병력이 있던 반면에 청소년 자살자에서는 아주 일부만이 우울증을 갖고 있어 우리 청소년은 학업에 대한 스트레스가 자살의 가장 큰 원인이라고 해석할 수 있다.

미국 오바마 대통령이 입에 침이 마르도록 칭찬하는 우리 교육이, 세계 과학 올림피아드를 석권하는 우리 청소년들이, 국제 공인

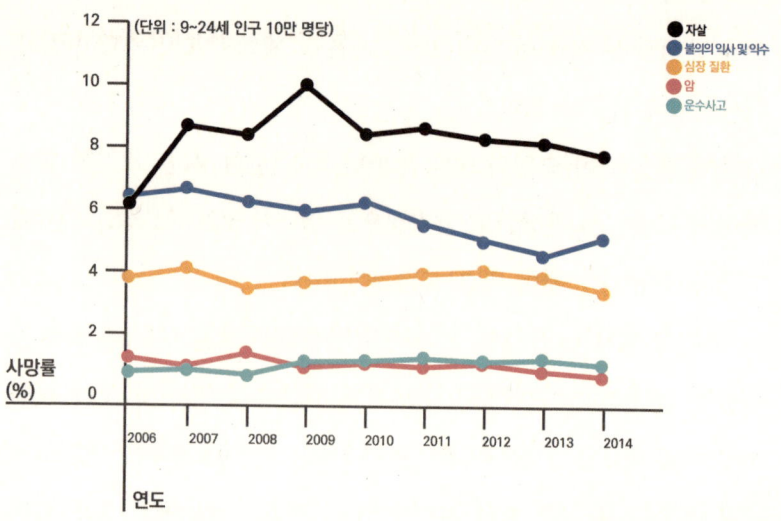

● 2006~2014년 청소년 원인별 사망률

기구에서 세계 최고 수준의 수학 능력을 갖췄다고 평가받는 우리 학생들이, 자살률 또한 세계 최고 수준이라는 사실을, 우리는 그리고 세계는 어떻게 받아들여야 할까.

학업이 우수한 학생은 모범생으로, 공부를 못하는 학생은 문제아로 낙인 찍어 버리는 학교 교육과 그에 암묵적으로 동조한 우리 모두의 책임이자 우리 사회의 어두운 그림자다. 이를 해결하려면 사회 구성원 모두가 청소년에 대한 관심과 이해를 높이고, 한 사람 한 사람에게 따뜻한 애정과 진실한 격려를 보여주는 것이 필요하다.

미래 세계는 다양성과 창의성을 기반으로 하는 공동체 사회이기에 창조적인 생각을 갖고 다름을 인정하며 세계와 소통할 수 있는 능력을 갖춘 우리 젊은이들이 세계를 이끌어 갈 창의적 리더로 커갈 수 있는 교육의 토대를 만들어 주는 것이 중요하다.

청소년 자살만큼 심각한 건강 문제가 청소년 비만이다. 우리나라 청소년 비만율은 세계 1위라고 한다. 청소년기에 비만하거나 중학교 때 키가 부쩍 자란 여학생이 어른이 되어서 유방암에 걸릴 확률이 높다는 연구결과에서도 보듯이 청소년 비만은 성인이 된 이후에 암, 당뇨, 고혈압과 같은 대표적인 성인병으로 이어질 확률이 높아 문제가 더 심각하다.

비만은 신체 에너지 불균형의 산물로 고열량 음식의 과다한 섭취와 운동 부족의 복합적 결과다. 중고생의 하루 일과는 청소년 비만의 위험 요인을 모두 갖고 있다. 종일 의자에 앉아서 수업을 받고, 고열량 패스트푸드로 허기를 때운 후 대여섯 시간 잠을 자는 것이

대부분 청소년의 일과다. 불규칙한 식사, 운동 부족, 고열량 음식 섭취, 수면 부족, 거기에 학업 스트레스 등 비만을 조장하거나 악화시킬 수 있는 요인들이 모두 다 들어 있다. 불안하거나 스트레스를 받을 때 고열량 음식을 더욱 많이 찾는 경향이 있다고 하니 악순환의 연속이다. 더욱 큰 문제는 부모의 소득이 낮거나 학력이 낮은 집안의 청소년 비만율이 높다는 사실이다.

건강 불평등을 해소하기 위한 건강 민주화의 첫 번째 과제로 청소년 비만을 해결해야 할 이유가 여기에 있다. 교육부와 교육청, 보건복지부, 문화체육관광부, 여성가족부, 지방자치단체 등으로 흩어져 있는 청소년 건강관리 체계를 일원화하고 예방중심의 건강관리 시스템을 도입하여야 한다. 청소년 건강식단의 개발·보급 및 체육 운동 교육 강화 등과 더불어 공부나 학업이 인생의 전부가 아님을, 학업 부진의 어려움을 극복하고 성공한 선배들의 경험을 스스로 배우고 체화할 수 있도록 학교 교육의 쇄신과 변화가 필요하다. 대한민국이 세계 속에서 경쟁력을 갖추고 모든 국민이 행복한 나라로 거듭나려면 미래의 주인인 청소년들이 건강해져야 한다.

서울신문 2013년 9월 17일

제3장
예방의학

· 만성질환의 시대
· 100세 건강, 예방의학 투자에 달렸다
· 한국형 질병예방 지침
· 맞춤치료 맞춤예방

만성질환의 시대

심장병, 뇌졸중, 암 등 만성질환으로 해마다 3,500만 명이 죽어가고 있다. 우리나라는 예방연구가 미흡하다. 하지만 질병의 원인을 파악하기 위해 연구개발비를 투자하되, 균형 있고, 효율적으로 연구비를 배분해야 한다.

유엔은 지난주 향후 새로운 보건 정책 목표로 심혈관질환, 암 등 만성질환을 설정했다고 발표했다. 세계보건기구(WHO)는 "심장병, 뇌졸중, 암 등 만성질환으로 한 해 3,500만 명이 죽어가고 있다."면서 향후 10년간 3억 명 이상이 만성질환으로 사망할 것이라고 예측했다. 또 흔한 당뇨병, 고혈압 등의 만성질환과 연관이 깊은 과체중이나 비만 인구가 전 세계에 약 10억 명이라고 언급했다.

그렇다면 우리나라에서 높은 사망 원인인 암, 뇌졸중, 심장질환이 매년 얼마나 발생하고, 해마다 얼마나 늘어나고 있는지, 그 발생 원인과 예방대책은 무엇인지, 이런 것에 대해 우리는 얼마나 알고 있으며 어떻게 준비하고 있는지 등 궁금한 건 많은데 속 시원한 답이 없어 답답하다. 우리나라 사망원인 1위인 암 발생률에 대해서는 국가 암등록 통계 자료의 도움으로 지난 몇 년간 크게 발전했다. 그러나 사망원인 2, 3위를 차지하는 뇌혈관질환이나 심장질환에 대해서는 유병률조차 모른다.

　질병 발생 규모를 제대로 파악하기 위해서는 대표성이 있는 인구집단을 대상으로 일정한 진단기준에 의해 동일한 방법으로 조사해야 한다. 건강보험심사평가원(심평원)의 자료를 이용해서 간접적으로 추세를 살펴볼 수는 있다. 하지만 심평원 자료는 의료기관에서 요양급여비를 신청하기 위해 모은 자료이기 때문에 진단의 정확성, 대상 인구의 대표성 등에서 우리나라 주요 질병의 발생규모를 파악하기에 적절하지 않다. 심평원 자료를 분석한 유병률 결과가 국민건강영양조사결과나 학회 차원에서 수행한 다른 연구결과와 차이를 보이는 이유다.

　질병의 원인에 대한 연구는 더욱 미흡하다. 우리나라 대장암 발생률이 아시아에서 1위, 전 세계에서 4위라고 하고, 2030년에는 현재의 두 배가 될 것이라고 한다. 한림대학교 김동현 교수가 2008년도 국제심포지엄에서 우리나라 대장암 환자 1,300명과 정상인 1,000여 명을 대상으로 조사한 연구에서 매일 소주 한 병 정도를 마시는 사람은 그러지 않은 사람에 비해서 대장암 발생위험도가 약 1.8배 증가한다고 하였고, 특히 알코올 대사산물인 아세트알데히드를 분해하지 못하는 사람의 경우 대장암 발생이 6배 증가한다고 보고하였는데 이 연구가 우리나라에서 수행된 가장 큰 규모의 대장암 발병에 관한 역학연구다. 외국에서 수십만 명의 정상인 코호트(통계상 인자 공유 집단)를 대상으로 수천 명의 대장암 신규발생자의 특성을 비교분석한 연구결과와는 연구의 규모나 질 면에서 천지 차이다.

　대장암의 발생 원인이 음주, 고기섭취, 운동부족 등이라고 알려져 있지만 대부분의 결과는 외국의 연구에서 나왔다. 우리나라 사람을 대상으로 한 대장암 발생위험 요인에 대한 역학연구는 거의 없다. 암은 국가에 따라, 인종에 따라, 같은 양의 위험요인에 노출돼도 사람에 따라 발생률과 발병원인이 다르기 때문에 우리 고유의 연구결과를 근거로 한국형 예방지침을 만드는 게 필수적이다.

이런 문제를 해결하기 위해 가장 시급한 것은 기본적인 건강지표 생산에 국가 연구개발비를 투자하는 것이다. 우리나라는 경제협력개발기구(OECD) 중에서 국가 연구개발비에서 보건의료분야가 차지하는 비중이 가장 낮은 나라 중 하나다. 줄기세포를 이용한 치료제 개발도 중요하고 유전체검사를 이용한 질병조기진단마커의 발굴도 중요하다. 하지만 우리나라 사람들에게 가장 흔한 만성질환이 얼마나 발생하고 있는지. 그 원인을 알아야 조기진단의 유용성이나 세포치료제의 효용성을 평가할 수 있기 때문이다.

연구비 배분의 불균형과 비효율성도 큰 문제다. 정부와 민간의 역할 분담 또한 중요하다. 정부 연구비는 성공위험도가 떨어지지만 기본자료 생성을 위해서 필수적인 인프라 연구 등에 투자돼야 한다. 그래서 외국에서는 연구개발예산의 많은 부분을 질병원인 예방연구에 투자한다. 우리나라는 예방연구를 아예 연구개발 영역으로조차 인식하지 못하는 현실이다. 시급히 시정해야 할 문제다. 세금을 내는 국민에게 어떤 병에 왜 걸리는지, 어떻게 예방해야 할지 정도는 국가에서 알려줘야 한다고 생각하기 때문이다.

서울신문 2011년 9월 26일

100세 건강, 예방의학 투자에 달렸다

한국은 전 세계적으로 노령화가 가장 빠르지만, 건강수명은 기대수명에 미치지 못한다. 국가는 생명의학 산업에 투자하고 지원해야 한다. 한국은 의학 산업에 상당한 인프라를 갖고 있으나 글로벌 인력을 양성하는 데 현실적 제약도 있다.

우리나라는 전 세계적으로 노령화가 가장 빠르게 진행되고 있다. 2011년 한국인 기대수명은 81.2년(남성 77.6년, 여성 84.5년)으로 10년 전보다 약 4.7년 증가했다. 100세 시대가 눈앞에 와 있는 것이다. 하지만 질병 없이 건강한 삶을 유지하는 기간인 '건강수명'은 늘어난 기대수명에 미치지 못한다. 건강을 잃으면 모든 것을 잃는다고 하지 않았던가. 80여 년을 살면서 10년가량을 질병에 시달린다면, 인간으로서 존엄성을 유지하는 것이 어려워진다. 그에 따른 사회적 비용도 만만치 않다.

수명이 늘어나면서 우리 국민의 의료비 지출은 놀라운 폭으로 상승하고 있다. 보건복지부의 국민의료비 추계에 따르면 2010년 국민의료비는 82조 9,000억 원으로 국내총생산(GDP)의 7.1%를 차지했다. 1999년과 비교하면 59조 5,000억 원이 늘었다. 기대수명이 4.7년 증가하는 동안 의료비 지출은 네 배 수준이 된 것이다. GDP

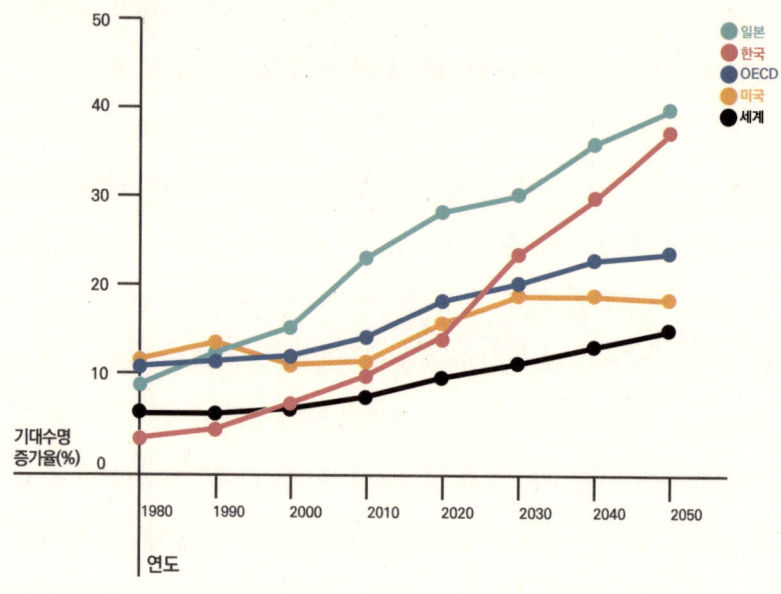

● 2015년 OECD 발간한 세계 및 주요국가 기대수명 증가율

에서 차지하는 비중은 2.9%포인트 높아졌다.

건강하게 오래 사는 것은 국민 행복의 전제조건이고 국가 발전의 원동력이다. 국가는 어떻게 대처하는 것이 현명할까? 답은 생명의학 산업에 대한 투자와 지원에 있다. 노령화되는 국민이 '건강 100세'를 누릴 수 있도록 안전하게 지켜주고, 이들이 국가 재정에 기여하게 하기 위해서는 생명의학 산업의 발전이 필수적이다. 생명의학은 미래 유망 산업이기도 하다.

자가 질병 진단 키트나 표적 항암제와 같은 새로운 의학 상품이 쏟아져 나오면서 의학 산업의 세계 시장 규모는 기하급수적으로 커지고 있다. 최근 국내 대기업들도 생명의학을 미래 먹을거리 산업으로 보고 많은 투자를 하고는 있지만, 즉각적인 이윤 창출이 어려워 민간 기업이 주도하기에는 한계가 있는 것으로 보인다.

따라서 국가가 계획과 투자, 산업화로 이어지는 전(全) 주기적인 과정을 주도하는 것이 필수적이다. 의학 산업을 전담할 부서를 구성하는 것도 필요하다.

우리나라는 세계 어느 나라보다도 의학 산업이 크게 발전할 수 있는 인프라를 갖고 있다. 우수한 의료 인력과 병원은 거의 모든 분야에서 세계 수준에 와 있다. 작년에 치료 목적으로 우리나라에 방문한 외국인 환자가 10만 명을 넘었고, 5년 후에는 약 50만 명에 육박할 것으로 예상된다. 우리 병원의 해외 진출도 이미 좋은 성과를 올리고 있다. 노인전문병원의 한국형 모델을 제시한 보바스 병원의 의료 인력이 작년부터 두바이 재활센터의 전체 운영을 담당하고 있는 것은 한 예에 불과하다.

그러나 현실적 제약들도 적잖다. 글로벌 의료 인력 양성에 대한 청사진이 부족해 우수한 보건 의료 인력이 의학 산업으로 투입되지 않고 있다. 정부는 의학 산업의 발전을 가로막는 규제를 개혁하고 적극적인 지원을 아끼지 말아야 할 것이다.

미래형 의학 산업은 맞춤 예방의학 산업이 주도할 것이라는 점도 주목해야 한다. 생활습관 및 환경이 질병의 원인이 되는 복합 만성질환 시대다. 맞춤 예방의학은 개인의 유전체와 환경을 고려해 개인 맞춤 예방법을 제시하는 차세대 의학 분야다. 질병 발생의 원인이 되는 건강 행태를 찾아내 개인별로 질병 발생의 위험도를 예측하고, 맞춤형 예방 의료적 접근을 통해 건강수명을 늘리자는 것이다. 선제적 개념의 맞춤 예방의학은 삶의 질적 측면에서뿐 아니라 비용 면에서도 아주 효과적이다. 치료에 1만 원을 투자하는 것보다 질병 예방에 100원을 투자하는 것이 훨씬 효과적이다.

4대 중증 질환과 같이 장기간의 관리와 치료를 요하는 만성질환의 경우 맞춤형 예방 전략은 비용 측면에서 더욱 효과적일 것이다. 국민 행복 시대를 앞당기고 국가 재정을 절감할 수 있는 생명의학 산업의 관심과 지원이 필요한 이유가 여기에 있다. 미래 대한민국의 성공은 생명의학 산업의 성공 여부에 달렸다.

조선일보 2013년 02월 28일

한국형 질병예방 지침

해마다 평균수명이 0.5년씩 증가하는 추세지만, 이보다 건강수명이 더욱 중요하다. 현재 외국의 연구결과를 도입하여 사용하고 있으며, 국가 차원의 연구는 아직 미흡한 실정이다.

지난주 통계청이 발표한 장래인구추계를 보면 1990년에 71.3세이던 평균수명이 2010년에는 80.8세로 해마다 0.5년씩 꾸준히 늘어나는 추세를 보이고 있다. 평균수명만큼 중요한 것이 건강수명이다. 건강수명은 질병이 없는 상태로 건강하게 살 수 있는 기대 수명이다.

우리나라의 경우, 평균수명과의 격차가 약 10년이나 벌어져 전체 수명 중에서 10년은 건강하지 않은 상태에서 산다는 얘기가 된다. 같은 기간 우리나라 인구에서 사망원인을 살펴보면 1990년부터 2010년까지 암, 뇌혈관질환, 심장질환이 1~3위를 차지하였고 순위도 변동이 없다. 하지만 암 사망률을 보면 1990년 인구 10만 명당 91명에서 2010년에는 144명으로 지난 20년 사이 60% 정도 증가하였다.

암을 예방하기 위해서 가장 먼저 해야 할 일은 암의 원인을 찾아내는 것이다. 암 발생을 증가시키는 원인으로 잘 알려진 흡연, 음주, 고기 섭취, 비만, 적은 신체활동 등은 대부분 서양인을 대상으로 외국에서 수행된 대규모 코호트(cohort) 연구결과다. 코호트 연구는 특정 요인에 노출된 집단과 노출되지 않은 집단을 추적하고 연구대상 질병의 발생률을 비교하여 요인과 질병 발생의 관계를 조사하는 연구 방법이다. 따라서 코호트 연구는 암 발생의 원인을 찾아내는 연구 방법 중에서 실험실적인 연구와 가장 비슷하여 연구결과의 타당성과 객관성이 보장된다.

과연 동양인에서도 같은 결과가 나오는지를 살펴보기 위해 지난주 방글라데시 다카에서 아시아 코호트 연구협의체(Asia Cohort Consortium, ACC) 회의가 개최되었다. ACC에는 한국의 대표적인 코호트 연구인 다기관 암코호트연구(KMCC)를 포함하여 일본, 중국, 인도에서 수행 중인 코호트 연구단체가 참여하고 있다.

주요 결과를 살펴보자. ACC에 참여하는 19개 아시아코호트 연구대상자 124만 명에서 음주와 사망률의 관계가 발표되었는데 서양에서의 연구결과와 큰 차이를 보였다. 일본인 남성에서는 서양의 연구결과와 마찬가지로 음주를 하는 경우 사망률이 4% 정도 증가하

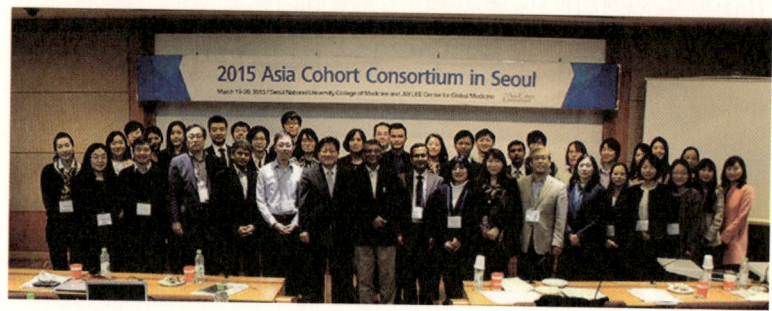

● 아시아 코호트 컨소시엄(Asia Cohort Consortium, ACC)
 (2015년 3월 19-20일, 서울대학교 암연구소에서 회의)

였는데 중국인과 한국인 남성에서는 오히려 6% 감소하였다. 여성의 경우에는 일본인에서 11%, 중국인과 한국인에서 7% 유의하게 감소하였다. 동양여성은 서양인에 비해 정기적으로 음주하는 사람이 많지 않고 음주량도 적어서 보이는 현상으로도 해석할 수 있으나 음주와 사망률의 관계가 동양인과 서양인에서 다를 수도 있다는 결과로 주의해 볼 만한 것이다.

고기 섭취와 사망률과의 관계에 대한 연구도 발표되었다. 미국 국립보건원 영양역학 전문가인 신하 박사는 43만 명의 미국은퇴자 코호트(AARP) 연구결과와 ACC 결과를 비교하였다. 미국인에서는 소고기, 돼지고기와 같은 적색고기나 가공된 고기의 섭취는 사망률을 증가시키고 닭고기와 같은 백색고기의 섭취는 사망률을 감소시키는 데 반해 ACC 대상자에서는 고기 섭취에 따른 사망률 증가가 보이지 않았다고 보고하였다.

동양인에서 발생률이 증가하고 있고 조기발견이 어려운 췌장암과 비만과의 관계에 대한 연구결과도 미국에서 수행된 대규모 코호트에서는 비만이 췌장암 발생의 주요 원인으로 나온 데 반해서 ACC 대상자에서는 그런 경향이 관찰되지 않았다고 발표되었다. 보건복지부에서는 '국민암예방수칙'에 금연을 포함한 열 가지를 제시하고 있다. 모두 외국의 연구결과를 토대로 만들어진 것이다. 언제까지 우리나라 실정에도 맞지 않는 외국의 연구결과를 그대로 사용할 것인가?

삼성경제연구소가 지난달 발표한 <헬스케어 3.0 건강수명 시대의 도래> 보고서에서는 미국의 경우 1979년부터 10년 단위로 '건강한 사람(Healthy People)' 정책을 추진해 질병에 대한 사전 대비를 정책의 중요 개념으로 추가했고, 유럽연합(EU)도 지난해 보건 분야 예산 중 13.7%를 역학 및 예방 관련 사업에 투자했다고 한다.

우리나라는 국가연구개발사업 중 예방 및 역학 관련 연구 과제 수는 0.4%에 불과하고 지원 금액도 113억 원(0.3%)일 뿐이라고 한다. 건강백세를 준비하는 2012년에는 '한국형질병예방지침'을 제정하기 위한 새로운 전기가 꼭 마련되어야 할 것이다.

서울신문 2011년 12월 19일

맞춤치료 맞춤예방

환자 개인의 유전적 차이 등을 고려한 맞춤치료가 확대되고 있다. 맞춤예방 또한 중요도가 높아지는데, 성, 유전자, 인종에 따라 다각화되고 있다. 이를 위한 국가 단위의 연구개발이 시급하다.

　같은 용량의 약물을 복용해도 약물 반응 정도는 사람에 따라 차이가 많이 난다. 특히 인종에 따라 남녀 간에도 차이가 많이 난다. 세계적인 컨설팅 회사인 매킨지의 조사에 따르면 시판되는 약물의 반 정도가 약효를 보이지 못하는데, 환자 개개인의 유전적 차이가 가장 중요한 이유일 것이라고 한다.

　맞춤의료는 높은 의료비용과 낮은 치료 효율의 문제를 극복하기 위해 질병 발생에 관여하는 유전자 정보에 기반을 둔 새로운 의료 분야다. 2008년 미국 대통령 과학기술자문회의는 맞춤의료를 '환자의 개인별 특성을 고려한 맞춤치료'라고 정의했다. 이미 2007년 버락 오바마 미국 대통령이 상원의원 시절에 '유전체와 맞춤의료법'을 발의한 바 있다.

　시장 조사기관인 프라이스 워터 하우스 쿠퍼스에 따르면 2009년 2,320억 달러 규모였던 개인 맞춤의료 시장은 2015년까지 약 4,520

억 달러 규모로 확대될 전망이다. 유방암 표적 치료제인 허셉틴이나 소세포 폐암의 이레사가 대표적인 성공 사례다. 현재 미국 식약청이 승인한 약물 중에서 사전 유전자 검사가 필요한 약제가 6개 이상으로 알려져 있다.

맞춤치료 못지않게 중요한 것이 맞춤예방이다. 맞춤예방은 개인별 질병 발생의 원인을 찾아내고 개개인의 유전자 정보를 바탕으로 건강한 사람은 더욱 건강하게 하고, 그리고 위험도가 높은 사람은 그 위험 요인을 사전에 찾아내 예방하는 분야를 일컫는다.

지난달 의학 분야에서 가장 권위 있는 전문 학술지인 <뉴잉글랜드 의학 저널>에 재미있는 연구 결과가 실렸다. 아시아코호트연합체(ACC)에 참여하는 아시아 7개국에서 수집된 114만 명의 정상 성인을 대상으로 한 비만과 사망률의 관계에 대한 연구다. 비만지표로 가장 손쉽게 사용되고 있는 체중을 신장의 제곱으로 나눈 체지방지수가 세계보건기구의 과체중 기준인 25를 넘기는 경우에도 사망률이 유의미하게 증가하지 않아 비만도와 사망 사이에 인종 간의 차이가 존재하며, 적정 체중의 권고 기준을 인종에 맞게 수정해야 한다는 시사점을 던져 주었다.

우리나라 여성들에게 가장 빠르게 증가하는 유방암 발병에 음주가 관여한다는 것은 비교적 잘 알려져 있다. 최근 국내 연구에서도 정기적으로 술을 마시는 여성이 그러지 않는 여성에 비해 유방암 발병이 유의하게 증가한다고 보고됐다. 하지만 정기적으로 음주하는 모든 여성에게서 위험도가 증가한 것이 아니라 특정 유전자형을 가

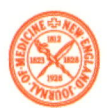

The NEW ENGLAND JOURNAL of MEDICINE

ORIGINAL ARTICLE

Association between Body-Mass Index and Risk of Death in More Than 1 Million Asians

N Engl J Med. 2011;364:719-29.

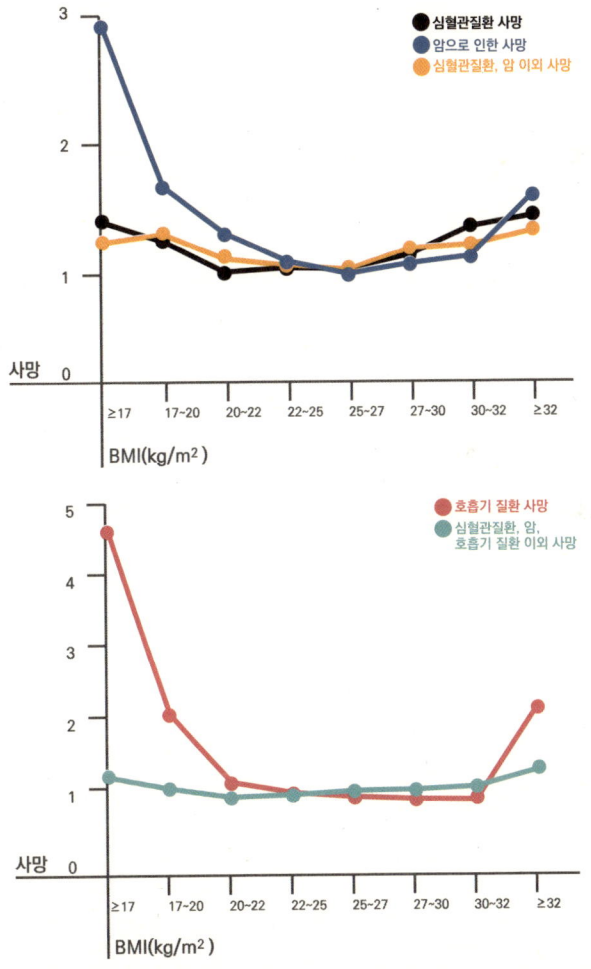

● 아시아인(한국, 중국, 일본)에서 BMI와 사망과의 연관성

진 사람의 경우에서만 위험도가 훨씬 높게 나타나 음주에 따른 유방암 발생 위험도가 모든 여성에게 똑같이 나타나지는 않는다는 사실을 보여 준다. 알코올 반응은 사람마다 차이가 크다는 얘기다. 천차만별이다.

또 다른 예로 지난주 미국 플로리다에서 개최된 제14차 ACC 회의에서 유전체학의 세계적 대가인 미국 프레드 허친슨 암연구소 하나시 박사는 담배를 피우지 않은 여성의 폐암과 매일 두 갑 이상을 흡연한 폐암환자의 혈액을 비교했다.

세포신호 전달 체계에서 중요한 역할을 하는 상피세포 성장인자 수용체(EGFR) 유전자가 담배를 피우지 않는 여성의 폐암에서만 변이가 높게 발생한다고 보고, 개개인의 유전자 차이와 흡연 간의 상호 관계를 발표했다.

맞춤예방 분야에서 현재 가장 활발히 연구되는 분야가 개인별로 질병 위험도를 예측할 수 있는 모델을 개발하는 것이다. 유방암은 초경이 빠를수록, 폐경이 늦을수록, 첫아이를 늦게 가질수록 발생이 증가하는데, 이런 여러 가지 특성들을 조합해 개인별 유방암 발생 위험도를 예측하고자 하는 것이다.

최근에는 유전자 검사 결과까지를 포함해 환경 요인과 유전자 요인을 복합적으로 고려한 위험도 예측 모델들이 개발되고 있다. 하지만 유전자 전장 분석 결과에 대한 임상적인 근거가 부족해 정상인에게 실제로 적용하기에는 향후 많은 결과가 축적돼야 한다. 이에 대한 국가 단위의 연구 개발 투자도 증가해야 한다. 필요한 전문인력의 양성이 시급한 실정이다. 건강백세를 앞에 두고 있는 미래 의학은 치료의학에서 예방의학의 시대로 점점 이동하고 있다.

서울신문 2011년 4월 6일

2

대한민국
보건의료의
현주소

제4장 메르스가 남긴 교훈

제5장 통일 의학과 보건의료정책

제4장
메르스가 남긴 교훈

· 방역 당국 疫學 전문가, 미국은 2,000명 우리는 20명
· 보건사령관이 전권 쥐고 국가재난 질병 진두지휘
· 메르스로 잃은 것과 얻은 것

방역당국 疫學 전문가, 미국은 2,000명 우리는 20명

메르스 사태 때 병원은 초기 문진에 신중하고 발 빠른 대처에 실패했고, 방역당국은 감염관리에 미숙했다. 한국은 감염병 역학 전문가가 20명도 안 된다. 여기에 인력과 예산이 투입돼야 한다. 감염병은 외교 문제와 연결되어 있어 더욱 신중해야 한다.

지난 20일 사우디아라비아와 아랍에미리트를 여행하고 돌아온 68세 남자 환자가 메르스(MERS·중동호흡기증후군)로 확진된 이후 12일 만에 이 환자와 접촉한 두 명의 환자가 숨졌다. 국내에서 메르스 3차 감염자가 생기고 사망자까지 나옴에 따라 감염 확산에 대한 우려와 초기 대응에 실패한 방역당국에 대한 불신이 더욱 커지고 있다. 2003년 사스 파동과 작년 에볼라 감염으로 홍역을 치른 지 얼마 되지도 않았는데 우리는 왜 아직도 체계적 대응을 하지 못하는 것일까?

이번 사태는 의료진, 방역당국, 정부, 국민 모두에게 책임이 있다. 최초 환자를 진료한 의원에서 환자의 여행 기록과 증상을 잘 살폈더라면, 또 이 환자가 다시 찾아간 병원에서 고열과 호흡기 증상을 동반한 폐렴의 원인에 대해 좀 더 신중하게 검토하고 방역당국과 긴밀히 정보 교환을 했더라면 2차 감염은 많이 줄일 수 있었을 것이다. 최근 의료는 질병의 원인을 살펴보기보다는 임상적인 증상 치료에 치중하여 간단히 문진으로 해결할 수 있는 문제를 간과하는 경우가 많다.

감염병 집단 발생 시 역학조사는 최초 환자 치료 및 격리와 접촉자 감염 관리가 중요하다. 이 과정에서 방역당국의 미숙한 초기 대응이 이번 사태를 키웠다. 특히 2·3차 감염 경로에 대한 의학적 근거가 명확하지 않거나 치사율이나 중증도가 높은 감염병에 대한 관리는 더욱 중요하다.

더불어 감염되어도 사람마다 임상적인 증상이 다르기 때문에 관리 기준에 대한 면밀한 검토도 해야 한다. 고열 기준을 38도로 할지 37.5도로 할지에 대한 판단 근거가 충분하지 않을 때에는 보수적이고 방어적으로 해야 한다. 감염병 방역은 과잉 대응이 과소 대응보다 훨씬 낫다. 우리 방역당국도 할 말은 있다. 2003년 사스 파동에 따라 질병관리본부가 발족하였지만 현재 역학조사를 전문적으로 수행할 수 있는 인력은 20명도 되지 않는다. 감염병 역학 전문가는 한 손에 꼽을 정도다. 사건만 터지면 대학 병원의 감염내과 전문의를 차출해야 한다. 국가가 해야 할 일을 민간에서 감당하고 있는 것이다.

이런 면에서 미국의 방역 체계는 우리에게 시사하는 바가 크다. 미국 질병관리본부(CDC)는 직원 1만 5,000명에 예산을 11조 원 정도 쓴다. 미국뿐 아니라 세계 보건 의료의 경찰과 소방관 역할을 자임하고 있다.

미국 CDC는 매년 최정예 역학조사 전문 요원(Epidemic Intelligence Service, EIS)을 약 70명 양성한다. EIS는 의대 졸업생이나 역학 분야 박사를 선발하여 2년간 체계적 실무 교육을 통해 현장에 필요한 인력을 길러낸다. 역학조사 특성상 질병 원인을 수사하듯이 찾아내야 하고 필요할 땐 격리 조치까지 해야 하기 때문에 '질병 수사관(disease detective)'이라고도 한다. 지난 60년간 배출된 인력만 약 4,000명에 이른다. 이 중 절반만 현재 활동한다고 해도 2,000명이다.

우리 질병관리본부에도 본연의 업무를 제대로 수행할 수 있는 인력과 예산을 투입해야 한다. 그리고 이와 별도로 역학조사 전담 요원을 육성하고 국가 단위에서 질병 감시 체계를 총괄하는 '국립역학원'을 설립해야 한다.

정부는 이번 사건을 계기로 보건 의료 정책의 근본적 개선 대책을 세우면서 국민의 건강과 의료를 전담하는 제2차관 제도 신설도 고민해볼 필요가 있다. 건강 정책에 대한 국민적 불신이 분노가 되지 않도록 환골탈태(換骨奪胎)하는 자세로 접근해 주기를 바란다.

메르스는 이미 3년 전에 발생해서 국내에 유입되어 병원 감염으로 번질 것이란 점이 충분히 예견되었다. 이번 메르스와 작년 에볼라 사례는 감염병이 이제 국지적 수준을 넘어 범지구적 문제로 쉽게 확산되고, 환자 관리 소홀이 국가 간 분쟁 소지가 될 수 있다는 사실을 일깨워 준다. 이미 중국 정부는 중국에서 확진 받은 우리나라 환자에 대해 한국의 방역 체계를 문제 삼고 있다. 국가 단위의 보건 의료 문제가 국가 간 외교 안보 문제로 비화할 수 있다는 사실을 명심하기 바란다.

조선일보 2015년 6월 3일

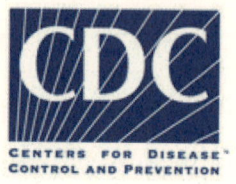

65th Annual
Epidemic Intelligence Service Conference
May 2-5, 2016

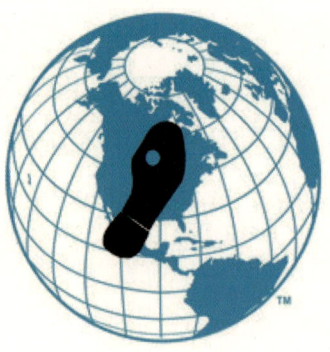

● 역학조사 전문 요원(Epidemic Intelligence Service, EIS)

보건사령관이 전권 쥐고 국가 재난 질병 진두지휘

강대희 서울대 학장은 외국인 최초로 CDC 산하 EIS에 입학한 예방의학 전문가다. 미국은 에볼라 사태 때, 42일 만에 퇴치했지만, 한국은 상부를 이해시키는 데 시간을 허비했다. 메르스 사태로 인해 추락한 국격을 회복해야 한다.

"이번 메르스 사태는 한국 의료를 30~40년 후퇴시킨 국가 재난입니다. 몇몇 인사 물갈이만 해서 끝낼 일이 절대 아닙니다. 이를 계기로 비로소 의료 선진국다운 방역 대책을 세워야 합니다."

지난 19일 오후 서울 종로구 서울대 의대에서 만난 강대희 서울대 의대 학장은 "메르스 때문에 추락한 국격을 회복하기 위해 국가가 전면에 나서야 한다."며 이같이 말했다.

강 학장은 1994년 미국 질병통제예방센터(CDC) 산하 EIS(Epidemic Intelligence Service) 과정에 외국인으로는 처음 입학한 예방의학 전문가다. EIS는 한 해 20명 안팎의 최정예 역학조사 전문요원, 즉 질병 탐정을 교육하는 곳이다. 현 CDC 토머스 프리든 센터장이 강 학장의 EIS 2년 선배다. 강 학장은 "현재 있는 보건조직과 인력을 가지고 꿰맞추는 시스템을 만들지 말고 완전히 새판을 짜야 한다."며

"미국 EIS처럼 언제 어디서나 즉시 대응할 준비가 되어 있는 질병탐정을 양성하고, 감염병이 발생하면 '방역 대통령' 수준의 권한을 행사할 수 있는 컨트롤타워를 만들어야 한다."고 말했다.

- 한국과 미국의 메르스 대처는 어떤 차이가 있나?

한국은 국민과의 소통, 언론 대응에 미숙했다. 미국은 에볼라와 메르스가 발생했을 때 CDC 센터장이 모든 책임을 지고 직접 나와 소통했다. EIS 과정에서도 언론 대응은 중요한 교육 중 하나다. 파악되지 않은 내용을 질문받았을 때 어떻게 대응해야 하는지는 매우 중요한 문제다. 진실하게 대하되 모를 때는 빨리 모른다고 인정하고 답을 알려주겠다고 말해야 한다.

가장 나쁜 것은 틀린 말을 단호하게 하는 것이다. 이번에 "오늘이 고비다." "○○이 분수령이다." "절정이다." "꺾일 것이다." 등과 같은 얘기를 초반에 너무 많이 했다. 팩트(사실)가 아닌 걸 함부로 얘기해선 안 된다. "메르스 치사율이 높은 이유는 사우디아라비아 의료 환경이 후진적이라 그렇다." "3차 감염 사례는 없다." 등의 발언은 대표적 실수였다.

미국은 투명한 정보공개가 철칙이다. 에볼라가 발생했을 때 개인의 신용카드를 조회하여 밥 먹은 식당까지 초반에 다 알렸다. EIS의 홈페이지는 한국 메르스 상황도 매일 업데이트되고 있다.

여행 관련 정보와 조언도 넣어주고 개인 위생에 대한 내용도 상세히 소개돼 있다.

- 미국은 질병관리 야전사령관에 해당하는 '서전 제너럴'이 막강한 권한을 행사한다.

미국은 인구 3억 2,000만 명에 국토 면적이 982만여 ㎢(한국의 약 98배)에 달하지만 에볼라, 메르스 바이러스 등과 같은 국가 재난급 감염병이 발생하면 일사불란하게 움직인다. 비결은 서전 제너럴(Surgeon General)이다.

서전 제너럴은 우리말로 '국가보건 야전사령관' 정도로 해석할 수 있다. 미국은 국민 건강을 해치는 질병이 발생하면 곧바로 '공공보건서비스(PHS·Public Health Service)'가 가동된다. PHS는 한국 보건복지부에 해당하는 복지부(HHS) 산하단체다. 1798년 창립해 1944년께 오늘날 형태를 갖추게 됐다. PHS 안에 CDC, NIH(국가보건건강연구소) 등 6개 조직이 있다. CDC는 국내 질병관리본부와 유사한 조직으로 미국 국민의 보건을 책임지고 있다. 연간 예산만 12조 5,000억 원에 달한다. NIH는 미국 헬스케어 분야 연구개발(R&D) 조직으로 산하에 미 국립암연구소(NCI)를 포함한 26개 조직이 있다. 연간 약 40조 원을 쓴다.

- 서전 제너럴이라는 군대 명칭을 사용하는 이유가 있는가?

PHS 직원은 정부 위임 군무원과 공무원 등 2개 부류가 있다. 군무원은 매주 수요일 군복을 입고 출근하고, 월급 체계도 공무원과 다르다. 바로 이 PHS 최고책임자가 서전 제너럴이며 해군 부제독 직함을 갖는다.

감염병을 국가 재난으로 간주해 군사작전을 수행하듯 퇴치하는 데 적극 나선다는 의미로 해군 군대 조직을 따르고 있다. 서전 제너럴은 미국 남북전쟁이 끝난 지 얼마 되지 않은 1871년 만들어졌다. 대통령이 임명하고 상원 인준을 받는다. 임기는 4년이며 국민 보건·건강과 관련해 정치 입김에 좌우되지 않고 독립적으로 행동한다.

한국은 메르스가 발생했을 때 빠른 대처보다 상부에 보고하느라 시간 보내고, 컨트롤타워가 없어 우왕좌왕했다. 질병관리본부장(1급)은 연금 전문가인 보건복지부 장관, 복지 전문인 차관에게 보고하고 이들을 이해시키고 설득하느라 시간을 다 보냈다.

일선 현장에서도 학교 휴교, 군대 휴가 통제, 병원 폐쇄 등을 결정할 때 부처 소관이 다르고 전문지식이 없다 보니 중구난방으로 진행됐다.

한국도 이에 준하는 직책을 만들어야 한다. 'Korea Surgeon General(한국 보건사령관)' 또는 'CHO(Chief Health Office·국가 보건 최고담당자)'와 같은 것이다. 복지부 장관이 할 수도 있겠지만 역학조사, 회사 폐쇄·학교 휴교·군대 휴가 통제 등과 같은 긴급 상황은 다른 부서와 관련이 많아 별도 직책과 시스템을 둬야 한다. 미국은 에볼라가 발생했을 때 '에볼라 차르(Ebola Czar)'를 임명해 42일 만에 퇴치했다.

- 메르스 사태로 국가 이미지가 추락했다.

국격을 높이려면 많은 시간이 걸린다. 전자차트, 병원정보시스템,

의료 서비스 수준은 세계적인데 공공의료가 무너지는 바람에 한국 전체 의료 위상이 떨어졌다. 신약 개발을 많이 하고 수출도 많이 하지만 방역 체계는 형편없었다. 이를 다시 세워야 한다.

한국 이미지를 회복하려면 메르스 사태를 역활용해야 한다. 먼저 메르스 백신 개발이다. 우리의 백신 기술은 매우 좋다. 정부 대학 연구소 기업 등이 힘을 합쳐 메르스 백신을 빨리 개발해 내야 한다. 백신을 만들려면 2~3년 걸리지만 유전자 재조합에 의한 백신은 몇 개월이면 할 수 있다. 한국이 이를 최초로 만들어야 한다.

둘째로 빅데이터를 이용한 감염자 추적 기술을 개발해야 한다. 한국이 강점을 갖고 있는 분야다. 빅데이터 활용 시스템을 도입하면 전염병 감시체계 구축에 큰 도움이 될 것이다.

셋째, 메르스 감염 조기진단 항체검사 키트 혹은 메르스 노출 항체검사 키트를 개발해야 한다. 이번에 격리자가 6,000명이 넘었다. 현재 메르스 확진자 검사방법(PCR)은 시간이 많이 걸린다. DNA 사이즈가 크면 핵산 추출과 유전자 조각 증폭, 염기서열 분석까지 단계가 많고 복잡하다. 단계별로 쪼개 미생물과 바이러스 전문가에게 맡겨 신속하게 할 수 있도록 해야 한다. 우리는 이미 충분한 기술력을 갖고 있다.

마지막으로 이번에 메르스가 한국에 들어와서 변이는 없었다고 하지만 새로운 임상 발현과 양상이 나타났다. 기존 교과서를 새로 써야 한다.

국가 차원에서 잘 정리해서 국제사회에 보고하는 것은 물론 세계 유수 학회지에도 발표해야 한다. 국가가 역학·임상·바이러스 전문가, 외국자문위원 등 최고 전문가로 팀을 구성해 철저히 분석해 국제사회에 알려야 한다. 메르스 연구는 시간이 오래 걸리더라도 국가 차원에서 1년 이상 꾸준히 해야 한다. 책임자 몇 사람 바꾸는 수준에서 끝내면 안 된다.

매일경제 2015년 6월 22일

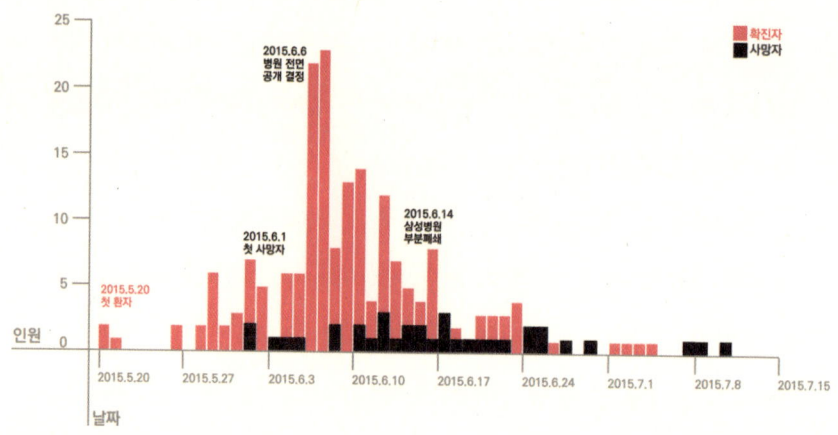

메르스로 잃은 것과 얻은 것

메르스 사태로 인해 한국은 의료수출국에서 피원조국가로 인적, 경제적 피해를 입었고, 국격도 실추됐다. 공공의료와 방역체계를 개선하고 과밀한 응급실과 다인병실을 줄여야 한다. 시민은 위생과 배려의식을 갖추어야 한다.

메르스가 기승을 부리던 지난달 역학조사를 도와주기 위해 방문한 미국 질병통제예방센터(CDC) 역학조사관들과 식사 모임을 가졌다. 그들은 한국의 의료 수준이 상당하다고 알고 있었는데 정작 자신들을 초청한 한국의 관계 당국자들이 협조적이지 않은 데 의아해했고 정확한 의사소통이 어려웠다고 하소연하였다.

지난해 세월호의 비극을 잊는 데 채 몇 달도 걸리지 않은 것처럼 이제 한두 달 후면 우리 신문이나 TV에서 메르스 관련 보도는 거의 사라질 것이다. 제2, 제3의 메르스 사태를 예방하기 위해서는 2015년의 뼈아픈 경험을 대한민국의 의료 시스템을 혁신하는 기회로 삼아야 한다. 사스나 신종플루 때 세계적인 찬사를 받았던 우리 방역 시스템이 이번에는 왜 그렇게 허망하게 무너졌는지를 꼭 밝혀야 한다.

매년 1,400만 명의 외국인을 포함해 약 6,000만 명이 국경을 넘나들다 보니 2014년에 확인된 해외 유입 전염병은 몇 년 전에 비해

두 배나 늘었다. 뎅기열이나 말라리아 같은 전염병이 우리의 방역망을 뚫고 들어오는 것은 시간문제다.

우리는 이번 메르스 사태를 통해 많은 것을 잃었다. 30명이 넘는 소중한 생명을 잃었고, 경제적 손실은 수조 원이 넘는다. 사우디아라비아와 아랍 에미리트로 병원과 의료진을 수출하는 나라에서 미국의 도움으로 메르스 사태를 해결한 사우디의 의사들을 모셔와 조언을 받는 나라로 전락했다. 세계적 수준이라고 자부하던 대한민국의 의료 수준이 저개발국 수준으로 평가받게 된 것이다. 세계보건기구(WHO)의 수장(首長)을 배출한 나라로서 OECD 가입과 함께 개발도상국들에 대한 보건 의료 원조를 주도적으로 이끌던 한국이 다시 WHO에 도움을 요청하는 처지가 된 것 또한 창피한 현실이다.

나라 안의 문제도 심각했다. 사태의 책임을 온전히 감당해야 할 정부가 지방자치단체와 책임 공방을 벌이는 모습은 국민을 더욱 실망시켰다. 소위 전문가들의 책임도 가볍지 않다. 자신들이 정확히 예측할 수 없는 영역이 있다는 사실을 알면서도 단정적인 조언으로 정책 입안자를 혼란스럽게 한 점은 깊이 되새겨야 한다.

우리 국민은 또 어떠했는가? 나와 우리 가족만 생각하고 의료진 자녀는 학교도 오지 못하게 하는 이기심의 어두운 민낯을 그대로 보여주었다. 극성스럽게 격리자의 신상을 알아내고 확인되지 않은 괴담(怪談)을 퍼뜨리며 불안감을 조장하는 사례도 적지 않았다. 다른 사람을 전염시킬 수 있으니 마스크를 쓰라고 아무리 당부해도 듣지 않던 활동성 결핵 환자들이 메르스가 발생하자 모두 마스크를 쓰고 진료받으러 오는 모습을 보고 실망했다는 동료 교수의 푸념에서 우리 국민의 낮은 시민의식이 여실히 드러난다.

우리는 이번의 경험을 전화위복(轉禍爲福)의 계기로 삼아야 한다. 공공의료를 강화하고 방역 체계를 혁신하기 위한 정부의 대책이 절실하다. 수퍼 전파자라는 오명을 쓴 응급실 과밀화와 다인 병실 문제의 근본적인 해결책도 시급하다. 개인위생을 철저히 하고 타인을 배려하는 성숙한 시민의식은 기본 중 기본이다.

이제 우리는 털고 일어나야 한다. 모두가 두려워하는 메르스 환자의 진료에 기꺼이 자원한 의사들과 간호사들의 아름다운 헌신과 이들에 대한 국민의 따뜻한 응원은 우리 사회가 이 사태를 계기로 한층 발전할 수 있는 희망을 보여준다. 격리된 사람들을 돌보던 지방자치단체와 보건소 직원들, 자원봉사자들의 땀과 노력 또한 기억해야 한다. 땅에 떨어진 국격(國格)을 회복하여 국제사회에 기여하고 남을 향한 손가락을 자기 자신으로 돌려 서로를 이해하고 배려하는 우리 민족 고유의 나눔의 정을 바탕으로 위기를 기회로 만드는 대한민국의 저력을 전 세계에 보여주자. 이것이 진정으로 메르스를 극복하는 길이다.

조선일보 2015년 7월 8일

제5장
통일 의학과 보건의료정책

· 통일 준비는 남·북 의료격차 해소부터
· 통일 한국의 건강
· '요람에서 무덤까지'의 숨은 主役들
· 건강 대통령, 복지 대한민국
· 적정 의료와 병원의사 줄세우기
· 건강불평등 해소에 정부가 나서야 할 때다
· 건강 민주화의 전제조건

통일 준비는 남북 의료격차 해소부터

남한과 북한은 의학 교육방식이나 용어에 차이가 크고 오랜 단절로 인해 질병의 양상도 다르다. 질환에 따른 집단 면역력이 달라져 인구 이동에 따른 피해에도 대비해야 한다. 북한의 보건 향상을 위해 투자하고 의대 간 결연을 맺고 교류를 펼쳐야 한다.

북한에서 30여 년간 의사로 일하던 최창섭 선생은 탈북 5년 만에 남한의 의사 면허를 취득했다. 개념 중심의 북한 의학 교육과 실습 중심의 남한 의학 교육의 차이, 남·북한 의학 용어의 차이 때문에 크게 애를 먹었다고 한다.

현재 우리나라에는 3만 명에 가까운 탈북민이 있고, 그중 30여 명이 북한에서 의사로 활동하던 분이다. 2007년 금강산 배후 도시인 온정리 인민병원 개원식에 참석하여 만나 본 북한 의사들은 함흥의대와 원산의대 출신으로 꽤 높은 수준의 의학 지식을 가지고 있었다. 하지만 병원 시설은 매우 낙후되어 남한의 1970년대 보건지소 수준이어서 기본적인 진단 장비나 치료 약물이 부족했고, 우리가 가져갔던 내시경 교육용 CD를 재생할 수 없을 정도로 인프라도 열악했다.

북한의 사회주의 의학은 예방의학을 근간으로 전 국민이 무상으로 의료 혜택을 받도록 하는 것이 원칙이다. 이와 함께 의료진이 희생과 정성으로 환자를 돌본다는 '정성(精誠)의학' 정신도 강조된다. 그러나 고난의 행군과 국제적인 고립에 따른 경제 상황 악화로 의료에 투입할 수 있는 자원이 턱없이 부족해 북한의 사회주의 무상의료는 큰 타격을 받게 됐다.

오랜 기간 서로 단절된 상황에서 남·북한의 질병 양상도 상당히 달라졌다. 북한에서 흔한 장티푸스와 같은 일부 감염성 질환은 이제 남한에서는 보기 힘들다. 따라서 이런 종류의 감염성 질환에 대해서 남한 청소년의 면역력은 매우 낮다. 반면 영양부족으로 면역력이 저하된 북한의 소아들이 접해보지 못한 새로운 병원균에 노출되면 더욱 치명적일 수 있다. 말하자면 남·북한은 서로 다른 집단 면역력과 병원균을 갖고 있어서 질병 예방에 대한 대비 없이 일어나는 대규모 인구 이동은 남북 모두에게 엄청난 피해를 입힐 수 있다는 것이다.

통일 한국을 짊어질 미래 세대의 건강과 직결된 모자(母子)보건도 중요하다. 영·유아의 영양 결핍과 감염증은 높은 사망률로 이어질 뿐 아니라 발육 장애와 뇌 손상을 초래한다. 영·유아 요오드 결핍은 지적 장애를 유발하여 개인의 불행과 사회적 부담을 초래하지만 실태만 파악하면 쉽게 예방 가능하다.

이러한 이유로 통일을 준비하면서 가장 먼저 해야 할 일은 남·북한이 상호 신뢰를 바탕으로 협력하여 북한의 의료 실태를 제대로 파악하는 것이다. 일반적인 결핵약으로 치료할 수 없는 다제내성 결핵과 같이 남북한 모두에게 큰 피해를 줄 수 있는 전염성 질환이나 영·유아 요오드 결핍의 정확한 실태도 파악되지 않고 있다.

남북 통합에 대비한 보건의료 인력의 양성 체계를 준비하는 일도 시급하고 중요하다. 북한은 현재 11개 의과대학을 중심으로 의사를 양성하고 있으며, 주간 교육 외에 야간·통신·특설 교육 등을 통해 다양한 보건의료 인력을 배출하고 있다. 남·북한 의과대학 간 자매결연을 통해 학술적 소통과 임상적 교류를 시도하면서 남·북한의 상이한 의학 교육 및 수련의 차이를 이해하고 보완해 간다면 통일 이후 남·북한 건강 격차 해소에 크게 도움이 될 것이다.

독일은 통일 후 동·서독 주민의 보건지표 격차를 줄이는 데 20년 이상의 시간이 걸렸다. 남한과 북한 지표들은 동·서독보다 격차가 훨씬 더 크다. 통일 준비를 위해 보건의료 분야 투자가 시급히 시작되어야 하는 이유다.

통일 전(前) 단계의 대북 보건의료 지원은 국민들의 공감대 속에 범국민적 차원에서 진행돼야 한다. 정부와 민간 간 역할 분담과 상호 협력을 통해 체계적이고 장기적으로 추진돼야 한다. 무엇보다 중요한 것은 우리 국민 스스로가 북한 주민에 대해 더욱 관심과 애정을 갖고 통일을 준비하는 것이다. 이는 인도주의의 실현일 뿐 아니라 민족의 미래를 위한 가장 전략적인 투자다.

'남을 구하는 것이 자신을 구하는 것'이라는 관점에서 남·북한 의료 문제를 접근해 보면 어떨까 생각해 본다.

조선일보 2015년 4월 29일

통일 한국의 건강

통일 한국을 준비할 때, 우선적으로 준비해야 하는 영역이 의료 분야다. 의학 교육이나 의료 체계와 방식, 의학 용어 등의 차이에 대비해야 하는 부분이 많다. 민간단체와 종교계뿐만 아니라 정부 차원에서 노력할 때, 실제적이고 효율적인 준비를 할 수 있을 것이다.

통일부는 2012년 4월 현재 남한으로 넘어온 북한이탈주민이 2만 3,568명이라고 발표했다. 1998년 불과 947명이었던 것에 비하면 14년 사이에 25배로 급증한 것이다. 하지만 그들에 대한 의료 지원은 만족스럽지 못했다. 북한이탈주민의 생활만족도를 추적 관찰한 연구에서 만족도가 가장 떨어지는 영역이 의료 분야였다고 한다.

그러나 그보다 더 심각한 것은 북한이탈주민의 1,000배에 이르는 북한 주민들의 건강 문제다.

한국보건사회연구원 황나미 연구위원이 발표한 "남북한 건강수준 격차" 보고서에 따르면 2007년 북한의 건강수명은 58세로 남한보다 13년이나 짧다. 북한의 모성사망률은 1,000명당 77명, 영아사망률은 19명으로 세계에서 가장 높은 편이다.

더 큰 문제는 의료 수준이 악화되고 있다는 것이다. 북한이탈주민보다 훨씬 많은 주민이 더욱 위중한 건강 문제를 가지고 있는 것이다. 올해도 황해남도 아사자 수는 무려 2만 명에 달한다고 한다. 남북관계의 경색이 북한 의료 지원을 더욱 어렵게 만들고 있다.

통일 후 보건의료를 어떻게 준비할 것인가?

단순히 의약품과 의료기기를 북한에 제공하는 수준을 넘어 누가 북한 환자를 진료할 것이며, 어떻게 의료진을 교육할 것이며, 어떤 제도를 운영할 것이며, 어떤 의학 체계를 따를 것인가? 심각하게 고민해야 할 문제들이다.

그뿐이 아니다. 남북한은 의학 용어, 진료 방식, 의사 환자 관계 모두 다른 게 많다. 지금부터 집중적인 대비를 한다고 해도 빠르지 않다. 통일이 언제 어떤 방식으로 오게 될지는 아무도 모른다. 독일처럼 예상하지 못한 통일이 갑자기 왔을 때 우선 해결해야 할 건강 문제와 최우선으로 취해야 할 보건의료 정책이 무엇인지 미리 준비해 놓아야 한다. 상호 교류가 많았던 독일에서도 통일 후 드러난 동독의 의료 상황은 서독 보건의료전문가들의 예상보다 훨씬 심각했다고 한다.

우리는 북한의 보건 의료에 대해 아는 것이 거의 없다. 시급히 해야 할 것은 체계적이고 효율적인 의료 지원과 상호 교류 협력을 통해 서로의 보건의료시스템을 이해하고 이를 바탕으로 남북한 주민의 건강격차를 줄이는 것이다.

현재까지 많은 민간단체와 종교계가 북한에 인도주의적 의료 지원을 해 왔다. 지금까지의 노력만으로도 많은 생명을 구했고 큰 역할을 해 왔다. 하지만 중·장기적이고 체계적인 의료 지원이 더욱 절실하다.

정부가 나서서 남북한 보건의료 교류에 훨씬 더 관심을 가져야 한다. 소홀했던 북한 의학과 보건의료 연구에 대한 지원도 절실하다. 학계는 북한 보건의료 전반에 대한 실태와 현황을 파악하는 데 우선적인 노력을 기울여야 한다. 북한의 경우 공식 발표만이 아니라 실제 보건의료 현장에서 벌어지는 상황들을 더 정확히 이해하고 정부와 민간에게 인도적인 의료 지원 방식과 효율적인 통일 대비 건강 정책을 제시해야 한다.

학계와 민간을 아우르는 별도의 통일 관련 보건의료 연구소 설립도 필요하다. 다음 주 문을 여는 서울대 의대 통일의학센터에서는 남북한 의학 용어 차이를 조사하고 의학 교육, 의료 제도, 의료진 양성, 의료 문화 차이를 우선적으로 연구한다고 한다.

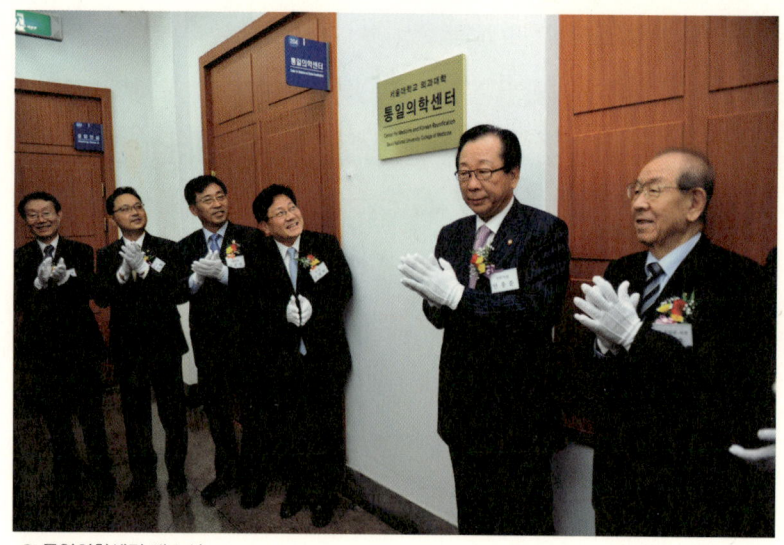

● 통일의학센터 개소식

(좌측부터 박명규 서울대 통일평화연구원 원장, 조명철 국회의원, 김춘진 국회의원, 강대희 서울의대 학장, 안홍준 국회의원, 동훈 전 통일부 차관)

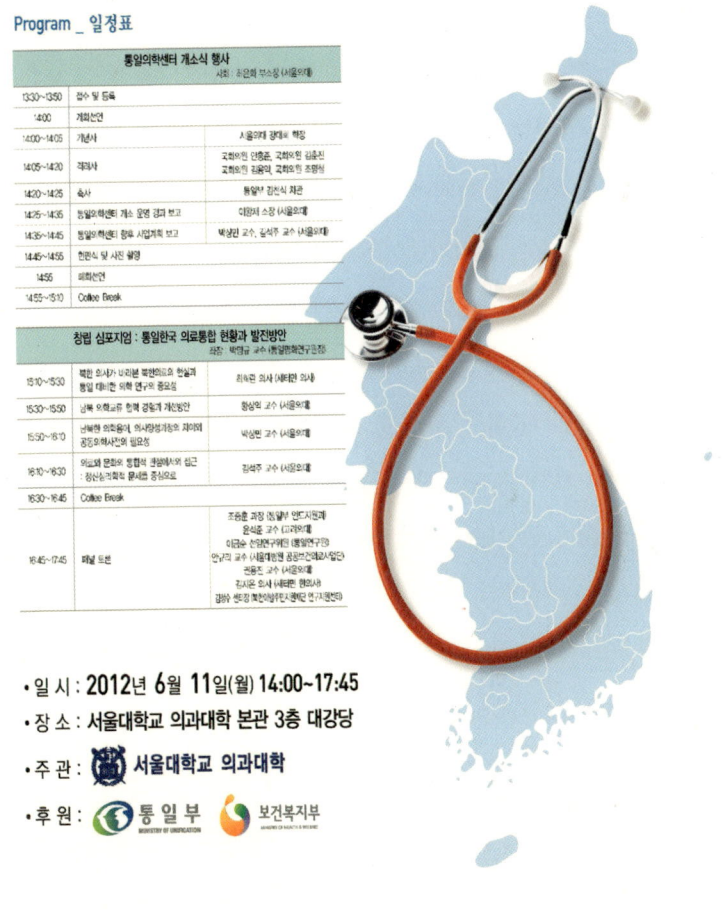

● 통일의학센터 개소식 포스터

북한 의학계와 협력해 북한 주민의 건강 실태 조사를 통해 어떤 문제를 가장 시급히 해결해야 하는지, 현 시스템에서 어떤 대책이 가장 효과적인지를 연구해 북한의료 체계의 장단점을 파악하며 통일 이후 보건의료 분야의 우선 사업 순위와 정책을 제안한다고 한다.

그러나 이런 노력만으로는 통일 후 국민 건강의 아주 일부분만을 해결할 수 있을 것이다. 정부와 민간, 종교계, 학계가 힘을 합쳐야 한다. 특히 정부가 나서서 의학의 통일, 보건 의료의 통일을 주도해야만 한다. 북한의 보건 의료 연구를 위한 과감한 지원은 통일 후 7,000만 한국인의 건강의 초석이 될 것이다.

건강은 인간의 기본권이다. 통일 이후에 대비한 북한 주민들의 건강 정책이 제대로 수립되지 못하면 국민들의 육체적 건강뿐 아니라 통일 한반도 사회의 건강도 위협받을 것이다. 통일에 대비한 보건의료 분야 준비는 천천히 여유를 가지고 할 일이 아니다. 지금부터 시급히 실질적인 방법을 찾기 시작해야 한다.

서울신문 2012년 6월 9일

'요람에서 무덤까지'의 숨은 主役들

어린이집 원아 폭력과 요양원 노인 학대는 정부의 무더기 허가로 인해 나타난 자질 없는 직원고용과 무관하지 않다. 반세기 전 영국의 복지 슬로건인 '요람에서 무덤까지'는 우리에게도 요구된다. 적절한 정책 시행뿐만 아니라 생명 존중에 대한 교육도 필요하다.

연초부터 어린이집 보육 교사의 원아 폭력에 관한 기사가 끊이질 않고 있다. 이를 바로잡는다며 하루가 멀게 새로운 대책이 쏟아져 나온다. 하지만 CCTV 설치를 의무화하고 국공립 기관을 늘린다고 문제가 해결될까? 문제가 심각한 것은 어린이집만이 아니다. 작년에는 요양사가 노인을 학대하는 사건으로 노인요양원의 열악한 환경이 사회문제가 되었다.

어린이집 원아 폭력과 요양원 노인 학대는 복지시설에서 일어난 사건이라는 공통점 외에도 몇 가지 특징이 있다. 정부가 아동 보육과 노인 부양이라는 정책 목표를 단기간에 달성하기 위해 어린이집과 요양원을 무더기로 허가해 주었다. 이들은 살아남기 위해 저가(低價) 경쟁을 벌였고, 이는 결국 부실한 시설과 자질 없는 직원 고용으로 이어졌다. 이런 상황에서 폭력과 학대 문제가 발생한 것이다.

보육 교사나 요양사의 직업윤리 부재와 자질 결함이 직접 원인이었다면 박봉과 열악한 근무 여건은 간접 원인이다. 요양사나 보육 교사 한 명이 20명 이상의 어르신을 돌봐야 하고, 많은 아이들을 하루 12시간 이상 먹이고 재우고 놀아줘야 하는 것이 현실이다.

단기적인 문제 해결을 위해 공공 시스템으로 전환하는 것도 한 방법이 될 수 있다. 하지만 꼭 필요한 재정이나 전문 인력도 확보되지 않은 상태에서 졸속으로 진행하면 더 큰 문제를 일으킬 수 있다. 저수가(低酬價) 정책으로 인한 병원의 환자 안전 문제에서 우리는 이미 충분히 경험하였다.

반세기 전 복지국가를 지향하며 영국이 내세웠던 '요람에서 무덤까지'라는 슬로건은 우리에게 더 이상 먼 나라 얘기가 아니다.

이는 물론 적지 않은 시설 투자와 경제적 지원이 전제 조건이다. 하지만 요람에서 무덤까지 곁을 지키며 돌봄 서비스를 제공하는 사람들에 대한 관심과 지원은 너무 부족하다. 좋은 시설을 갖춘 병원이라도 훌륭한 의사가 없으면 최상의 의료를 기대할 수 없듯이 보육 교사나 요양사들은 보육과 부양 체계를 완성하는 핵심이다. 이들이 전문지식과 윤리의식을 갖추기 위해 많은 노력과 시간이 필요한 만큼 높은 질을 유지하기 위해서는 국가 차원의 체계적인 육성과 관리, 투자가 필요하다.

국가가 국민이 신뢰할 수 있는 보육과 부양 체계를 확립하는 것은 당연하지만 국민도 이에 상응하는 부담을 감수해야 한다. 보육을 어린이집에 맡기고 문제가 생기면 남 탓만 할 것이 아니라 집안에서 최소한의 '밥상머리 교육'을 통해 예절과 배려를 가르쳐야 하고, 병든 부모님을 요양원에 맡긴 것으로 책임을 다했다고 생각할 것이 아니라 자주 찾아뵙고 챙겨야 한다. 보육 교사·요양사·원장·공무원·국가만 탓할 것이 아니라 우리 모두가 자신의 책임을 다하고 있는지 스스로에게 물어야 한다.

설익은 정책의 미숙한 집행으로 어린이집과 요양원 사건이 불거졌지만 보다 근본 문제는 우리 사회 전반에 만연한 탈(脫)가족화와 인간 존엄성 경시 풍조에 있다. 우리나라의 노인 자살률과 황혼 이혼율은 세계에서 가장 높고, 합계 출산율은 가장 낮다. 노인 1,000명당 한 명꼴로 자살하고, 한 가정에 아이는 한 명도 채 되지 않는다. 초(超)고령·초저출산 시대가 바로 코앞에 다가왔다. 미래의 주역인 어린이는 줄어들고 고령화는 세계에서 가장 빠르다.

이런 문제들의 근본 해결은 결국 우리 사회의 근본에 인간과 생명에 대한 존중을 두는 것이다. 생명을 사랑하고 인간을 존중하며 함께 더불어 사는 세상에 대한 교육을 어려서부터 가정·학교·사회에서 체계적으로 시작해야 한다. 우리는 서로가 서로를 지지하고 기대며 서로 연계되어 살도록 만들어진 존재다. 이해하고 용서하며 배려하고 나누는 것이 우리 자신과 우리 사회를 함께 살리는 길이다.

조선일보 2015년 2월 9일

건강 대통령, 복지 대한민국

복지는 행복한 삶을 의미한다. 여기에서 건강은 복지의 첫걸음이자 필요조건이다. 많은 나라에서 보건만 전담하는 부처를 만들어 정책을 수행하고 있으며, 우리나라도 독립된 보건부 설립이 절실하다.

유례없이 치열했던 18대 대통령 선거가 끝나고 새로운 대통령을 맞이하게 됐다. 박근혜 후보가 1987년 직선제 부활 이후 최초로 과반수 득표를 달성하며 대한민국 첫 번째 여성 대통령에 당선된 것이다.

새 대통령은 유세기간 동안 강조했던 '국민행복'과 '100% 대한민국' 실현을 위한 포부를 다지고 새로운 대한민국을 열어나갈 준비를 하고 있을 것이다.

그러나 대통령으로서 해결해야 할 숙제들이 만만치 않다. 일자리를 비롯한 민생문제를 해결하고, 양극화 해소와 세대 및 이념 간의 갈등을 봉합하며 경제 민주화를 달성하면서 국가 경쟁력 강화까지, 그야말로 시급히 해결해야 할 문제들이 산적해 있다.

박근혜 당선인은 여러 경로를 통해 국민의 행복이 최우선임을 강조하였다. 아마도 복지(福祉) 대한민국을 만드는 일에 각고의 노력을 기울일 듯하다. 당선자는 '생애주기별 맞춤형 복지정책'과 '다양한 복지 수요의 충족'을 약속했는데, 복지 사각지대를 없애고 노후 및 출산·보육·육아를 지원하는 등의 구체적인 실행안을 제시하였다.

또한 의료비 및 건강보험료 부담을 완화하겠다고 천명한다. 그러나 '건강 민주화'에 대한 비전이 부족하다는 느낌을 지울 수 없는 것은 왜일까.

사전적 의미로 복지는 행복한 삶을 뜻한다. 건강은 행복한 삶의 첫걸음이자 필요조건이다. 따라서 복지 대한민국에서는 국민의 건강을 국가가 챙기고 돌봐주는 건강 민주화의 실현이 무엇보다 선행되어야 한다. 건강 민주화는 과학적 근거에 기반을 둔 보건 정책 기조 아래 의료 불평등의 해소, 의료 자원의 공정하고 합리적인 배분, 미래 의료산업 발전을 근간으로 한다. 국민 보건에 대한 국가 패러다임이 건강 민주화를 완성할 열쇠인 것이다.

'행복한 삶'을 지향한다는 점에서 보건과 복지는 공동 운명체다. 많은 사람이 복지를 이야기하며 보건 정책을 토로하고, 보건을 굳건히 하는 일을 복지 혜택으로 이해한다. 하지만 건강을 보호하고 증진한다는 측면에서 보건은 의료 및 질병 예방에 직결되는 독립 행위로 이해되는 편이 더욱 타당할 것이다.

이런 이유로 많은 나라가 복지와 보건을 분리하는 국가 정책 기조를 유지해 나가고 있다. 미국, 영국, 독일, 캐나다, 덴마크 등은 보건을 전담하는 부처를 따로 두어 건강 증진, 질병 예방 의료정책을 추진한다. 독립 부처에서 건강과 의료에만 초점을 맞춘 보건 정책을 수행하는 것이다.

이 부처는 국가 보건의료 향상을 위한 전략적 연구 프레임 창출 및 인프라 구축도 담당한다. 미국의 경우 국립보건원 전체 예산의 약 23%가 질병 예방 연구에 배정되며, 유럽 또한 약 11%의 예산이 보건의료 연구 사업에 쓰인다. 선진국에서의 이런 투자는 과학적 근거에 기반을 둔 보건의료 정책만이 자국민의 건강을 증진시켜 행복한 삶을 지속시켜 줄 수 있다는 것을 공감하고 있는 것이다.

새 정부에서는 대한민국의 보건정책을 총괄하는 독립된 보건부의 설립이 절실하다. 보건의료 전문 인력을 양성하고, 질병의 예방과 관리 및 건강증진사업을 주관하면서 보건의료 서비스의 질 향상을 위한 정책을 발굴하고 집행하도록 한다. 또한 의료자원에 대한 공정한 배분과 의료 이용 접근성을 증대시키는 것은 물론, 미래 의료산업 육성 등을 전담하도록 한다.

영국의 부즈앤드컴퍼니라는 컨설팅 회사에 따르면 2011년 전 세계 기업의 연구개발비 순위 2위와 3위에 다국적 제약회사가 선정되었는데, 2개 회사의 연구개발비 투자비용이 대한민국 정부 전체의 연구개발비보다 많다. 우리나라 전체 연구개발비 중 보건의료 연구 사업에 투자하는 비중은 2%도 되지 않는다.

이런 상황에서 미래 먹거리의 기본이 되는 보건의료 연구 사업의 발전은 요원하다고 생각한다. 따라서 차세대 보건의료산업을 육성할 부처를 독립시키는 것은 절대적으로 시급하다.

이제 새로운 대한민국호가 항해의 시작을 준비하고 있다. 국민 모두가 행복한 100% 대한민국이라는 목적지를 향해 순항할 일만

남아 있다. 박근혜 당선자의 공약대로 복지가 잘 구축되어 사회적 약자를 비롯한 전 국민이 건강 민주화의 혜택을 누릴 수 있는 복지 대한민국으로 거듭날 수 있기를 희망해 본다.

서울신문 2012년 12월 25일

적정 의료와 병원 의사 줄 세우기

한국에서 병원과 의사를 줄 세우는 기준이 무엇인가. 수술 경험이나 중등도 보정 사망비, 사망 예상률은 객관적이지 않다. 병원의 치료 성적과 진료 수준 등 적정의료가 중요한 관심사로 대두되고 있다.

언론이 병원을 평가해 순위를 매기는 일은 독자들의 관심을 끄는 단골 메뉴다. 의료계에서는 의사들을 줄 세운다고 불평하지만 병원에 대한 정보가 부족한 우리나라에서는 환자나 의료소비자에게 유익한 정보를 준다고도 할 수 있다. 하지만 문제는 얼마나 정확한 잣대로 병원과 의사를 평가하느냐다.

지난주 모 일간지에서 암, 심근경색, 뇌졸중 등 분야별로 치료를 잘하는 병원과 소위 '명의'에 대한 기사가 시리즈로 연재되었다. '명의'의 기준은 그 분야에서 수술을 가장 많이 한 사람으로 정했다.

물론 암 수술의 경우에는 수술을 많이 한 의사가 경험도 많아 수술 후 성적이 좋을 수 있다. 하지만 아무리 쉬운 암수술이라도 1년에 1,000건을 넘게 수술을 한다는 것은 주말을 제외하고 적어도 하루에 4건의 암수술을 한다는 얘기다. 국제적으로 잘 알려진 국내 모 대학병원의 암수술 전문의는 외국에 나가면 암 수술 건수를 제대로 얘기하지 않는다고 한다.

외국 동료 의사의 시각으로는 어떻게 그 많은 환자를 적정하게 진료할 수 있을지 이해하지 못하기 때문이다.

암은 그렇다고 하더라도 심근경색이나 뇌졸중 같이 응급을 요하는 질병까지 상급 종합병원의 순위를 매긴 것은 좀 너무 한 것 같다. 몇 년 전 시내 유명호텔 사우나에서 목욕을 하던 A씨가 심장을 꾹 누르는 통증이 생겨 가장 가까운 병원에 가라는 주위의 조언에도 불구하고 본인이 재단 이사로 있는 대학병원에 가겠다고 고집하였다. 병원에 이미 도착하였을 때는 심장이 멎어 사망에 이른 사건이 있었다. 실제 벌어졌던 일이다.

다른 시사주간지에서는 '의료기관별 중증도 보정 사망비'를 기준으로 병원급 이상을 사망비에 따라 평균 이상과 이하로 구분하여 발표하였다. 소위 '빅5'에 드는 종합 대학병원 가운데 세 군데나 최우수 그룹에 포함되지 못했다. '중증도 보정 사망비'는 건강보험심사평가원에서 2008년 66개 병원의 통계를 분석한 뒤, 각 병원에서 사망한 환자들의 중증도를 모두 같은 수준이 되도록 통계적 보정작업을 거쳐서 나온 것이다.

다시 말해 한 병원에서 100명의 환자가 사망할 것으로 예상할 때, 실제로 몇 명의 환자가 사망했는지를 비교해서 나온 수치다. 저마다 상태가 다른 환자들의 사망 예상률을 제대로 산출할 수 있느냐는 지적이 있지만 비교적 객관적인 지표로 널리 사용되고 있다.

미국의 시사주간지 <유에스뉴스앤드월드리포트>가 병원평가에서 세계적인 권위를 갖는 이유는 객관적인 평가 기준을 사용하기 때문이다. '중증도 보정 사망비'와 비슷한 '위험도 보정 사망률'을 가장 중요한 기준으로 사용하고 있다. '사망률' 이외에 최선의 의료기술을 갖고 있는가, 간호 인력이 전문적인가, 전문의 동료에 의한 평판이 어떠한가 등이 기준으로 사용되고 있다.

미국에서 12년간 일등 병원으로 선정된 존스홉킨스병원은 암환자 수술 건수로만 따지면 오하이오주립병원보다도 못한 17등이다. 그런데도 존스홉킨스병원이 세계적인 권위를 갖는 것은 병원의 치료 성적과 진료 수준이 가장 중요하게 작용하기 때문이다.

최근 들어 '적정의료'에 대한 관심이 높아지고 있다. 가계지출에서 의료비가 차지하는 비중이 늘어나고 국가 건강보험재정도 더욱 어려워지며 과잉진료에 대한 환자의 불신과 의료사고에 대한 분쟁 건수도 많아지면서 과연 내가 받고 있는 의료가 적정한가 하는 것은 의사와 환자 모두에게 중요한 관심사가 되고 있다.

고가 의료장비가 많은 우리나라에서 그 많은 검사가 모두 필요한지? 우리 아이에게 처방된 항생제를 꼭 먹여야 하는지? 등 환자들의 고민뿐 아니라 저비용·고효율 의료 체제에서 환자에게 적정진료를 제공하지 못하는 의사들도 불편하기는 마찬가지이다.

과연 해답은 없는 것일까?

의학적 근거에 중심을 둔 의료 표준을 만드는 것이 가장 중요하다. 또한 공공성 있는 기관의 자료를 바탕으로 적정 진료의 기준 제정도 필요할 것이다. 하지만 어려운 상황에서도 적정 진료를 제공하고자 하는 의사의 노력과 의사에 대한 환자의 믿음과 신뢰, 그리고 이를 뒷받침해줄 수 있는 정부의 균형 잡힌 정책의지만큼 중요한 것은 없다고 생각한다.

서울신문 2011년 10월 22일

건강 불평등 해소에 정부가 나서야 할 때다

한국은 압축 경제성장을 이뤘다. 하지만 더불어 사는 따뜻한 사회가 되려면 건강 불평등이 해소돼야 한다. 가정형편이 어려울수록 비만율이 높으며 취약계층의 건강관리도 소홀하다. 정부는 대규모 연구조사를 통해 건강 불평등을 해소해야 한다.

이명박 대통령은 얼마 전 광복절 경축사에서 "더불어 사는 사람들을 사랑하는 사회, 창조적 혁신이 흘러넘치는 사회, 책임을 공유하는 사회를 이루자."고 했다. "격차를 줄이는 발전이 되어야 하고 서로가 서로를 보살피는 따뜻한 사회가 되어야 한다."고도 했다. '공생발전'과 '동반성장'을 여러 차례 언급했다.

우리는 지난 50년간 압축 경제성장을 통해 국민소득 2만 달러 시대를 열었다. 원조를 받는 나라에서 다른 나라를 도와주는 나라가 되었다. 수명도 늘어 우리는 적어도 80세까지는 살 수 있게 됐다.

이쯤에서 2011년 한국은 과연 '더불어 사는 따뜻한 사회'인가 자문해 본다. 해묵은 지역 간 갈등에다 최근 들어 세대 간, 소득계층 간 갈등도 심화되고 있다. 대기업과 중소기업, 정규직과 비정규직 간의 갈등은 사회 전체의 문제로 번지고 있다.

더 심각한 문제는 이런 사회경제적인 차이가 바로 건강의 불평등과 불형평성으로 이어진다는 것이다.

일반적으로 사회적, 경제적으로 취약한 지역 주민은 부유한 지역 주민들보다 건강하지 못한 것으로 알려져 있다. 강원대학교 손미아 교수팀의 연구에 따르면 부모의 사회계층이 자녀들의 발육, 학생들의 흡연율, 시력 및 근골격계 질환의 유병률에 영향을 미친다는 것이다. 특히 우리나라의 경우에는 직업수준보다 교육수준의 차이에 의한 사망률의 차이, 만성질환 유병률의 차이가 더 크다고 한다.

국회 교육과학기술위원회 박영아 의원이 공개한 '2010 학교별 비만율 내역'에 따르면 서울에서 비만 학생 비율이 가장 높은 자치구는 중구였고 동대문구, 중랑구 등이 뒤를 이었다.

비만율이 가장 낮은 자치구는 서초구였고 이어 양천구, 강남구, 송파구 등의 순이었다. 서울 시내 초·중·고 중 비만학생이 많은 '뚱보 학교'는 대부분 강북 지역이었다. 강남·서초·송파 등 강남 3구의 학생 비만율이 가장 낮았다. 가정형편이 어려울수록 부모가 자녀의 건강을 보살피기 어려운 것과 무관치 않다. 비만이 개인 책임인지, 국가가 돌봐야 할 사회적 질병인지를 놓고 논란이 뜨거운 가운데 보건복지부가 고도비만 치료에 건강보험을 적용하는 정책을 장기 과제로 검토하겠다고 밝힌 것은 적잖은 의미가 있다.

외국인근로자, 다문화가정, 탈북자, 노숙인 등 취약계층에 대한 건강관리도 문제다. 전통적으로 산업재해나 직업병은 외국인근로자가 주로 근무하는 소규모 유해 작업장에서 훨씬 높게 발생한다. 다문화가정에서 자란 아이들의 정신질환 발생률이 높다고 한다. 탈북자 건강을 조사한 연구에 의하면 결핵, 간염 등의 전염성질환뿐 아니라 당

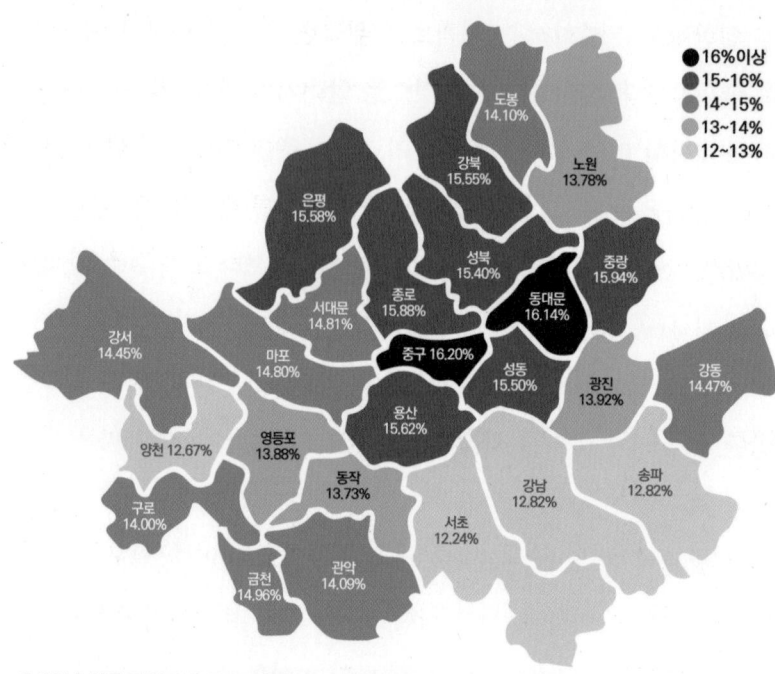

● 2010 서울 자치구별 초중고생 평균 비만율 내역
(출처: 국회 교육과학기술위원회 박영아 의원)

뇨, 고혈압 등의 만성질환 유병률도 훨씬 높다고 한다. 노숙인 2만 2,000명을 대상으로 일반인과의 사망률 차이를 조사한 한림대학교 주영수 교수의 연구결과도 노숙인의 사망률이 일반인의 2배 이상으로 나타나 국가차원의 체계적인 시스템 개발이 시급함을 말해준다.

우물쭈물하다 보면 치러야 할 사회적 비용이 기하급수적으로 늘어날 것은 뻔하다는 얘기다. 최근 서울대학교병원이 운영하는 서울특별시 보라매병원이 전국의 시·도 공립병원 중 최초로 간 이식에 성공했는데, 비급여 진료수가가 다른 병원보다 60%가량 저렴해 취약계층의 건강불평등 해소에 기여하고 있다고 한다. 좋은 사례가 될 듯싶다.

의사는 크게 세 가지로 분류된다고 한다. 질병을 치료하는 소의(小醫), 환자를 치료하는 중의(中醫), 사회를 치료하는 대의(大醫). 사회역학(social epidemiology)은 이런 사회경제적인 요인이 건강에 미치는 영향을 연구하는 학문이다. 다시 말해 대의가 하는 학문이다.

문제의 규모를 파악하고 무엇 때문에 잘못되었는지를 알아야 적절한 해결책을 찾아낼 수 있다. 시급히 해야 할 일은 가장 기본적인 보건지표(사망률, 발생률, 유병률 등)를 국가차원에서 만들어내고 지역별, 계층별 차이와 그 원인에 대한 체계적인 대규모 조사연구다. 건강불평등 해소를 위해 정부가 나서야 되는 이유가 여기에 있다. 건강은 헌법에 보장된 국민의 기본 권리이기 때문이다. 건강하지 못한 것을 조상 탓으로 돌리거나 잘못된 개인 습관으로만 치부하는 시대는 이미 지나갔다.

서울신문 2011년 8월 25일

건강 민주화의 전제조건

경제 민주화는 건강 민주화를 전제해야 한다. 의료 분야의 양극화는 심각하다. 건강 불평등을 해소하고, 균형 잡힌 건강자원을 배분하고, 미래지향적인 건강산업을 육성해야 한다. 미래 지향적인 정책 중 가장 시급하고 중요하게 시행해야 한다.

18대 대통령 선거가 이제 한 달 앞으로 다가왔다. 한 달 뒤면 또다시 5년간 대한민국호를 이끌고 갈 선장을 뽑아야 한다. 우리 국민들은 가장 낮은 문맹률, 가장 높은 대학 진학률 등 교육 분야에서 명실공히 세계 최고를 자부한다.

하지만 대한민국의 높은 교육 수준은 유독 선거에서만은 반영되지 않는 것 같다.

이번 역시 정책 대결이 실종된 선거이고, 여야의 엇비슷한 공약이나 국가 살림은 고려되지도 않은 복지 정책들을 차분하고 치밀하게 검증할 기회도 없이 한 표를 던져야 하는 선거가 됐다.

이번 대선에서 가장 많이 등장한 화두는 경제 민주화다. 대기업과 중소기업의 동반성장을 통해 경제 양극화를 해소하자는 것이 세 후보의 공통적인 공약 사항이고, 구체적인 실행안까지 발표됐다. 하지만 더욱 기본적인 인간의 권리, 즉 국가가 건강을 챙기고 돌봐야 한다는 '건강 민주화'에 대해서는 세 후보 모두 관심이 없는 것 같다.

건강의료만큼 우리 사회가 양극화된 분야는 별로 없다. 서울에서 강북과 강남의 건강 수준 차이는 서울과 지방의 그것보다 훨씬 크다. 일례로 2010년 암 사망률 조사에서 노원구는 인구 10만 명당 118명이 사망한 반면, 강남구는 89명이 사망해 확연한 차이를 보이고 있다. 뇌심혈관 질환 등 다른 주요 질병의 유병률이나 발병률만 비교해도 지역 간, 도농 간 차이는 매우 심각한 수준임을 알 수 있다.

건강 민주화는 건강 불평등의 해소, 균형 잡힌 건강자원 배분, 미래지향적인 건강산업 육성 정책을 통해 이뤄질 수 있다.

하지만 우리 정부와 정치권은 이를 해결하기 위해 어떠한 노력을 기울이고 있는가.

며칠 전 정부는 비인기 전공의 숫자를 향후 3년간 총 800명을 줄인다고 발표했다. 일견 일리가 있는 듯하다. 매년 배출되는 의사 숫자보다 더 많은 전공의를 뽑는다는 것은 상식적으로 맞지 않다.

우리나라는 경제협력개발기구(OECD) 국가 중 전문의 비중이 가장 높은 나라이기도 하다. 그런데 정책 집행 과정에서 문제의 진단과 추진 방향에 오류가 있는 듯하다. 우리 사회에서 건강에 대한 패러다임은 너무도 빠르게 변하고 있다. 최근까지 우리가 질병이라고 부르지 않던 것을 이제는 병이라고 부른다. 우리가 비만을 질병이라고 지칭하게 된 것이 언제부터인가. 우리나라에서 가장 흔한 당뇨나 고혈압은 해가 다르게 진단 기준이 낮아지고 있고, 이에 따라 환자의 숫자는 급격히 증가하고 있다. 10년, 20년 뒤 또 어떤 질병이 가장 흔할지에 대해 제대로 예측하기가 쉽지 않다.

과학적 근거에 기반을 두지 않은 정책은 향후 국민 건강 관리에 허점을 남길 수도 있다는 점을 생각해야 한다. 눈앞에 닥친 미래 고령시대를 대비해 의사의 역할을 재정립하고 이에 따른 의료자원 수급 정책을 수립해야 한다.

최근 논란이 된 응급실 전문의 당직 제도만 해도 비슷한 문제를 보여 준다. 응급의료는 공공의료의 핵심이다. 뇌혈관이 터지거나 복수가 차올라 생명이 위급한 상황에서 응급실 전문의로부터 바로 진료를 받을 수 있게 된다면 이것보다 바람직한 응급의료 체계는 없을 것이다.

그런데 이런 서비스를 받으려면 어느 정도를 지불해야 할까. 정부는 얼마를 보조하고 국민은 어느 정도를 부담하는 것이 합리적일까. 의료경제학 전문가도 해법을 내기 어려운 문제들이다.

충분한 논의와 검토 없이 정책을 시행하는 바람에 열악한 환경에서도 어렵게 유지되던 지방 병원의 응급실이 전문의를 구하지 못해 문을 닫아 버렸다. 현실적인 여건을 고려하지 않은 채 일방적인 희생만 강요하는 정책은 이처럼 결국 국민에게 피해가 온다는 사실을 정책 담당자들은 고려해야 한다.

미래는 분명 생명의 시대일 것이다. 건강하게 100세를 사는 것은 이제 현실의 문제다. 지역 간, 소득 간, 직역 간 의료 격차와 갈등을 해소하는 건강 민주화는 미래 지향적인 건강산업 육성 정책과 반드시 병행돼야 할 과제다. 초우수 의료 인력을 미래 먹거리 창출의 역군으로 키워 융합연구를 기반으로 하는 글로벌 바이오산업의 리더로 육성하는 일이 무엇보다 시급하다. 이 일에 다음 정부와 대학이 꼭 힘을 모아야 한다.

서울신문 2012년 11월 19일

3

미래 한국의
보건 의료

제6장 글로벌 보건의료

제7장 생명의료연구의 핵심은 인재양성

제6장
글로벌 보건의료

· 글로벌 안보 이슈로 부상한 보건의료
· 세계적인 의료인, 김용과 이종욱
· '이종욱-서울프로젝트'에 거는 기대
· 글로벌 시대의 건강관리법

글로벌 안보 이슈로 부상한 보건의료

이 시대는 메르스 확산, 탄저균 배달사건 등 질병 확산에 국가의 경계 사라지고 있다. 한국은 GHSA를 개최하여 보건안보에 있어서 국제적인 역량과 자신감을 보여줬다. 전문적 실력과 협력의 자세로 인류 건강에 기여해야 한다.

지난달 서울에서 개최된 글로벌 보건안보 구상(Global Health Security Agenda·GHSA)에 참석한 전 세계 47개국의 보건안보 대표자와 국제기구 전문가들은 감염병 위협에 대처하는 국제적 공조를 강화하자는 내용의 '서울 선언문'을 채택했다. 단 3일간의 회의를 통해 실질적인 성과를 얻을 수 있을지 회의적인 시각도 있었지만 이번 서울 GHSA 회의는 몇 가지 중요한 시사점을 갖는다.

무엇보다 보건의료가 이제 국가 간의 경계를 넘어 글로벌 안보 문제로 비화할 수 있다는 사실에 전 세계가 깊이 공감하였다는 것이 중요하다. 올해 우리나라를 뒤흔들었던 메르스(중동호흡기증후군) 사태와 작년 서아프리카 에볼라 감염, 2003년 전 세계를 공포로 몰아넣었던 중증급성호흡기증후군(SARS) 유행 등 보건 문제는 처음 발생한 나라의 국지적인 문제를 넘어 전 지구적인 이슈로 급속하게 번지게 된다. 조류독감·말라리아·뎅기열과 같은 신종 전염병은

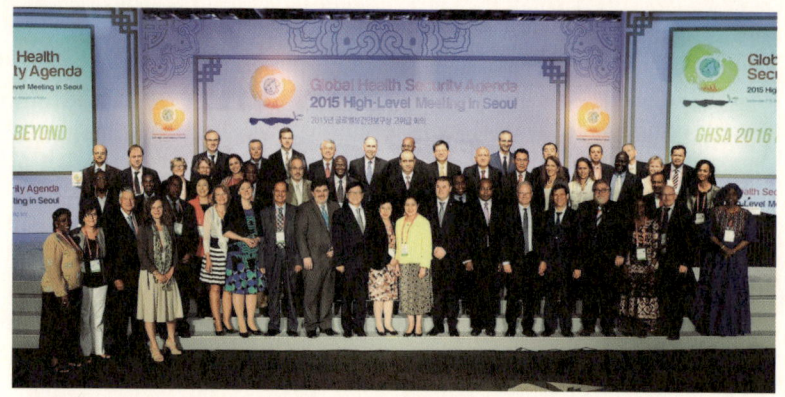
● 글로벌 보건안보 구상(Global Health Security Agenda, GHSA) 회의

감염력이 높을 뿐만 아니라 면역력이 약한 사람들 사이에서는 치사율도 높아 심각한 보건사회경제학적인 문제를 일으킨다.

올해 전 세계의 해외 관광객 수가 10억 명을 넘을 정도로 세계는 더욱 좁아지고 국가 간 지리적 경계는 무너지고 있다. 여행으로 인한 감염균의 직접 전파는 물론 탄저균 배달 사건과 같이 우편으로도 생물학적 테러가 일어날 수 있다는 것이 문제를 더욱 어렵게 한다.

우리나라는 특히 남북 대치라는 특수 상황에서 남북 간 상이한 질병 발생 패턴에 의한 또 다른 위험 요인을 안고 있다. 남쪽에서는 거의 사라진 전염성 질환의 유병률이 높은 북한과의 대규모 접촉은 이런 병원균을 접한 적이 없는 남한 소아 청소년에게 치명적인 영향을 줄 수 있다.

GHSA 설립 배경에 대해서는 1948년 창설된 세계보건기구(WHO)가 복잡다난(複雜多難)한 글로벌 보건 이슈를 해결하는 데 한계에 이르렀다는 지적과 함께 최근 보건이 안보 문제로 인식되면서 미국이 주도권을 행사하고자 제창하였다는 시각도 있다.

미래 유망 산업인 바이오산업의 주도권을 선점하려는 각국의 보이지 않는 전쟁 속에 자국의 백신이나 진단 키트 개발과 같은 고부가산업을 발전시키기 위한 보건 정보의 선점은 국익(國益)과 직결된다. 하지만 글로벌 바이오 제약회사의 특허 점유나 보건 정보의 독점적 이용에 대해서는 좀 더 심도 있는 논의도 필요하다.

우리나라는 이번 서울 대회의 성공적 개최로 보건안보 분야에서 국제적으로 중요한 역할을 수행할 수 있는 역량과 자신감을 보여주었다. 우리나라의 의료 서비스가 세계 수준이라는 점은 이미 잘 알려져 있고, 효율적인 보건의료 원조사업은 훌륭한 평가를 받고 있다.

작년 아랍에미리트로의 성공적인 병원 진출이나 병원 정보 시스템의 사우디아라비아 수출이 대표적인 사례다. 또한 라오스 의료진을 한국에서 훈련시키는 서울프로젝트나 아시아·아프리카 보건정책 관리들에게 연수 교육을 제공하는 이종욱 펠로십은 대표적인 보건의료 ODA(공적개발원조)의 성공 사례다.

하지만 무엇보다도 우리는 이번에 메르스 대처 과정에서 확인된 무너진 방역체계 복구에 최우선의 노력을 기울여야 한다. 또한 매년 급증하는 해외 유입 환자들이 '의료 한류(K-Medicine)'의 우수성을 전 세계에 널리 알려 떨어진 국격(國格)을 회복하는 데 민관(民官) 간의 역할 분담에도 신경 써야 한다.

이런 맥락에서 지난주 유엔총회에 참석한 박근혜 대통령이 개발

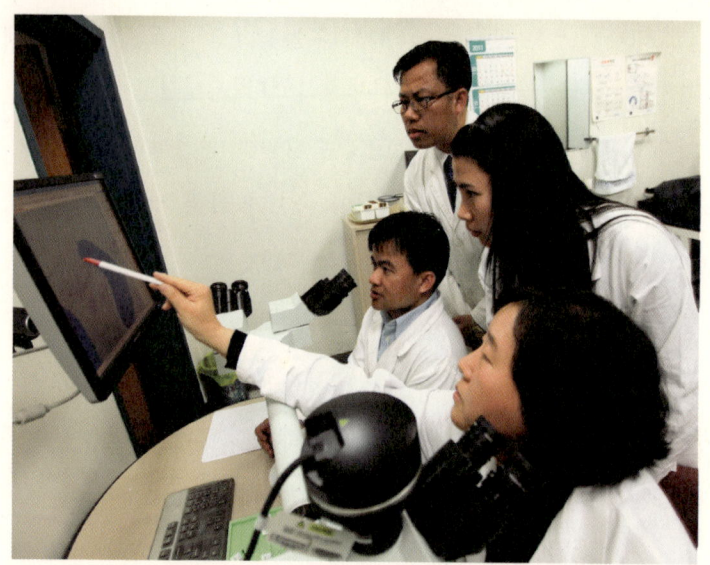

● 서울프로젝트(서울의대 병리학 박인애 교수, 한국에서 훈련 받는 라오스 의료진들)

도상국 소녀들의 보건·교육을 위해 향후 5년간 2억 달러(약 2,400억 원)를 지원하겠다고 밝힌 것은 대한민국이 보건의료 분야의 국제적 주도권을 확보할 수 있는 귀중한 기회를 제공한다. 우리가 전문성으로 무장한 실력과 지구인과 함께하는 협력의 자세로 글로벌 보건안보 문제 해결을 위해 적극 나선다면 인류의 건강 증진에 기여하고 나아가 총성 없는 보건의료 전쟁의 승자가 될 수 있을 것이다.

조선일보 2015년 10월 5일

세계적인 의료인, 김용과 이종욱

세계은행 총재 김용은 저개발 국가의 보건의료를 위해 예방의학에 헌신했다. 한국인 최초로 WTO 사무총장이었던 고 이종욱 박사 또한 저개발 국가의 질병예방 및 퇴치를 위한 삶을 살았다. 앞으로 더불어 사는 삶에 공헌하는 한국 의사들이 활약하길 희망한다.

지난주 미국 워싱턴에서 세계은행과 서울대의 상호 협력을 위한 양해각서 체결이 이루어졌다. 지난해 가을 김용 세계은행 총재의 서울대 방문 이후 맺어진 이번 협약은 세계은행이 주관하는 개발도상국의 빈곤 퇴치와 복지 향상을 위한 활동에 서울대가 보건·의료·농업, 공공정책 분야에 시범사업을 벌이는 것을 주요 골자로 한다.

1946년 창립된 세계은행은 개발도상국 및 저개발국가의 원조와 지원을 목적으로 하는 국제금융기관이다. 세계무역기구(WTO), 국제통화기금(IMF)과 함께 3대 국제경제기구 중 하나로 꼽히는 세계은행은 지난해 188개 회원국과 1만 2,000여 명의 직원들이 개발도상국 및 저개발국가의 빈곤 퇴치와 경제 발전을 위해 지원하고 있다.

지난해 오바마 미 대통령은 세계은행 사상 첫 아시안계 총재로 한국인 김용 다트머스대학교 총장을 임명했다. 60년 넘게 백인 수장이 이끌어 오던 세계은행 총재로 그를 임명했을 때 많은 이들이 의외로

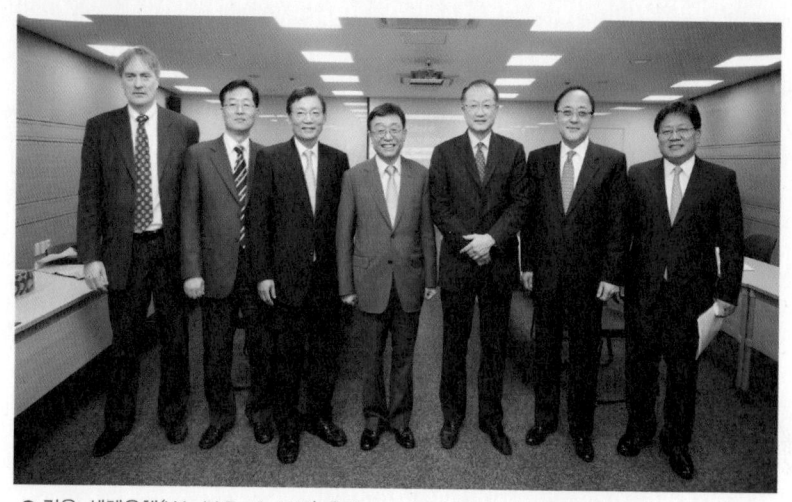

● 김용, 세계은행(World Bank, WB) 총재

(좌측부터 하민성 서울대 교수, 홍기현 서울대 교무처장, 임정기 서울대 연구부총장, 오연천 서울대 총장, 김용 세계은행 총재, 노경수 서울대 교수, 강대희 서울의대 학장)

받아들였다. 백인도, 경제 전문가도 아닌 아시안계 의사였기 때문이다.

그는 미국 하버드 의대를 졸업한 후 평범한 의사의 길을 마다하고 저개발 국가의 보건의료 향상에 헌신하기 위해 예방의학 분야를 선택했다. 수백만 명이 결핵이나 말라리아 등의 질병 위험에서 벗어날 수 있도록 헌신적으로 노력했다. 이런 인류애의 실천을 경험삼아 베풂과 나눔의 철학을 가진 리더십으로 세계은행의 기존 가치를 더욱 발전시키고 있는 것이다.

김 총재보다 먼저 인간가치의 존중을 몸소 실천한 세계적인 한국인이 또 있다. 세계보건기구(WHO) 사무총장이었던 고(故) 이종욱 박사다. 서울대 의대를 졸업한 후 한국에서의 편안한 삶을 마다하고 저

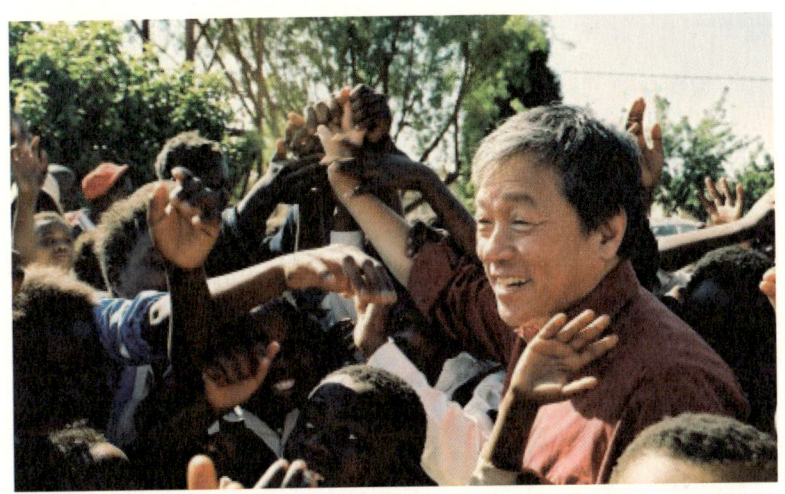
● 이종욱, 전 세계보건기구(World Health Organization, WHO) 사무총장

개발 국가의 질병 예방 및 퇴치를 위한 가시밭길을 걸어갔던 분이다.

이 박사는 한국인으로는 최초로 유엔산하기구의 수장이 됐다. WHO 예방백신사업국장과 세계아동백신운동 사무국장을 지내면서 전 세계 소아마비 퇴치에 지대한 공헌을 하였기에 '백신의 황제'로 불리며 인류애를 몸소 실천했다. 특히 WHO 사무총장으로서 전 세계 위생·보건환경 개선에 크게 공헌했을 뿐 아니라 조직 개혁에도 이바지함으로써 역대 사무총장 중 가장 성공한 인물로 평가받고 있다.

세계 속에서 당당한 한국인으로 우뚝 선 두 분의 공통점은 무엇일까? 먼저 인간가치에 대한 존중과 무한한 인간애다. 그 시작은 자신의 지식과 능력이 사회적으로 어떻게 도움이 될 수 있을까에 대한 고민과 자기 성찰에서부터 출발한다. 김 총재의 어머니는 아들에게 "내가 세상에 무엇을 줄 수 있을까?" 늘 생각하라고 가르쳤다고 한다. 약자를 배려하는 마음가짐과 다양한 경험을 통해 얻어진 개개인의 능력들이 인류애에 접목되어 새로운 미래창조가치로 재창출된 것이다. 평범한 의사로서의 안정적인 삶을 뒤로하고 인간의 가장 보편적이고 근본적인 가치인 인류의 건강한 삶을 위해 일생을 바친 것이다.

두 번째는 헌신과 희생의 정신이다. 공익을 실천하며 살겠다는 큰 비전을 세웠다 할지라도 실제 몸으로 뛰면서 봉사와 희생을 실천하기란 결코 쉬운 일이 아니다. 많이 가진 사람일수록 공익에 헌신하기 위해 내려놓아야 할 안락함이 더욱 크기에 스스로의 결단과 열정 없이는 그 가치가 실현될 수 없다.

이 총장은 2006년 집무 도중 과로로 순직했지만, 그분이 평생을 노력하며 이루고자 했던 저개발 국가의 질병예방이라는 숭고한 가치는 현재 여러 곳에서 그 명맥을 이어가고 있다. 대표적으로 서울대 의대의 '이종욱글로벌의학센터'에서는 이 박사의 선구자적인 정신을 계승 발전시킴으로써 헌신과 희생에 기반을 둔 글로벌 리더 양성을 위해 다방면으로 노력하고 있다.

우리 젊은 세대들이 이런 분들을 통해서 본받아야 할 점은 무엇일까? 세상이 좀 더 살기 좋은 곳이 될 수 있도록, 더 많은 사람이 인간답게 사는 곳이 될 수 있도록 우리 젊은 세대들이 자신의 능력과 가치를 개발하고 더불어 사는 밝은 세상을 위해 결단하고 헌신할 때 비로소 가능할 것이라고 확신한다. 보다 많은 한국 의사들이 넓은 세계무대에서 인류를 위해 공헌하는 활약을 기대한다.

서울신문 2013년 5월 3일

'이종욱-서울 프로젝트'에 거는 기대

'이종욱-서울 프로젝트'는 고 이종욱 박사를 기리며 미네소타 플랜을 벤치마킹하여 만들어졌다. 한국은 국제사회의 원조를 받아 여러 분야에 발전했는데, 그중 의료분야가 두드러진다. 과거의 경험을 바탕으로 더욱 효과적으로 지원하기를 기대한다.

지난 9일 서울대학교 의과대학에서는 '이종욱-서울 프로젝트' 2기 환영식이 있었다. 서울 의대에 기초의학 및 치료기술을 배우러 온 라오스 국립의대 교수 8명을 환영하는 행사였다. '이종욱-서울 프로젝트'는 고(故) 이종욱 세계보건기구(WHO) 사무총장을 기리고 우리나라가 받았던 원조 중에 의학 분야 발전의 초석이 된 미네소타 플랜을 벤치마킹해서 만들어졌다. 미네소타 플랜은 1955년부터 7년간 226명의 서울대 교수들이 미국 미네소타 대학에 연수를 다녀온 국제 원조 프로그램의 별칭이다. 국가 예산으로 국제 원조가 시작된 것은 제2차 세계대전 이후의 일이다. 초기에는 세계평화와 경제성장을 내세웠지만 이념과 체제안정 수단으로 군사 지원과 함께 수행되었다. 1960년대부터 선진국들이 본격적인 관심을 가졌고 그때 경제협력개발기구(OECD) 개발원조위원회가 설치되었다.

1970년대 이후 원조전략이 경제성장에서 인간의 기본욕구 충족

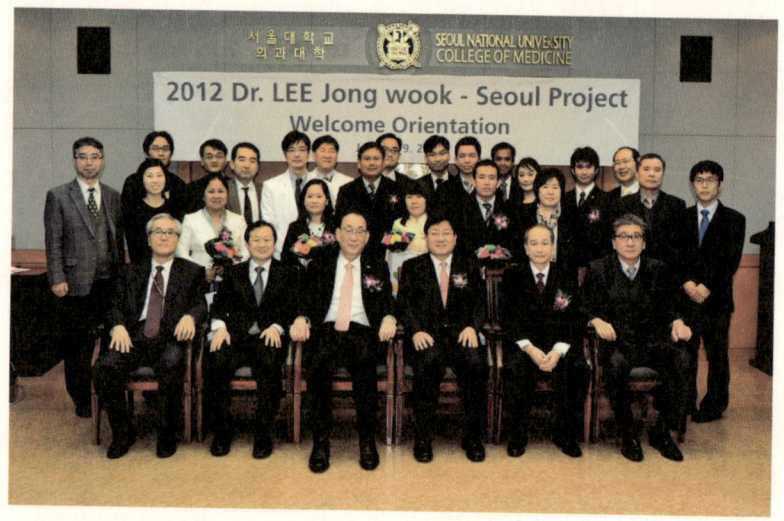

● 이종욱-서울 프로젝트 2기 환영식 (2012년 1월 9일)

으로 전환되었는데, 가장 핵심적인 이슈는 '원조 효과성'이다. 이를 위해 2000년 유엔이 새천년개발목표(MDGs)를 만들었고, 2005년 파리선언을 통해 효과적인 원조를 위한 원칙에 합의했다. 지난해 부산에서 열린 세계 개발원조 고위급 회의에서는 원조 패러다임을 '원조 효과성'에서 '개발 효과성'으로 바꾸었다.

이런 국제사회의 변화과정 속에서 유난히 돋보이는 것이 바로 한국의 성공 경험이다. 그중 하나가 한국 의료분야의 성공사(史)다. 지표를 보면 왜 세계가 우리에게 주목하는지 쉽게 알 수 있다. 우리나라 여성의 평균수명은 1950년대 51세로 선진국의 69세에 비해 20년쯤 짧았지만, 2010년에는 여성의 기대수명이 84세로 OECD 국가 중 6위까지 상승했다. 영아사망률은 1950년대 통계를 찾을 수

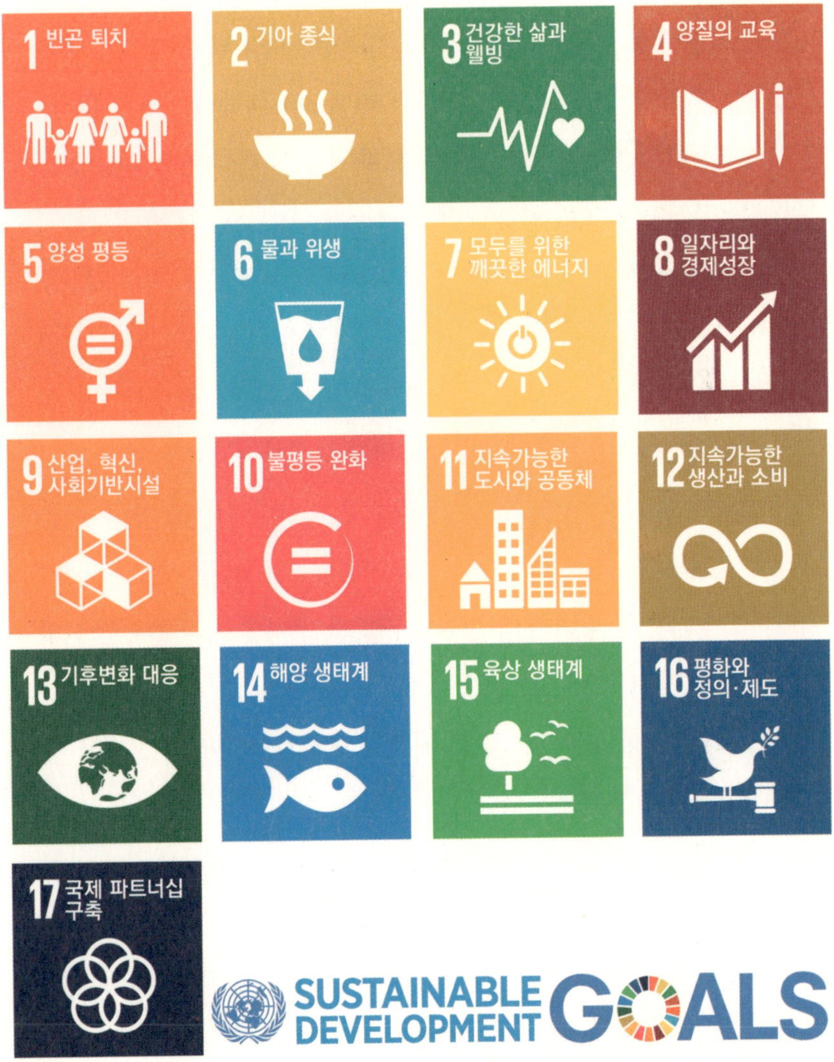

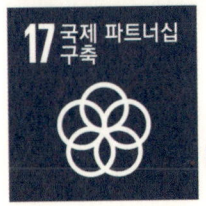
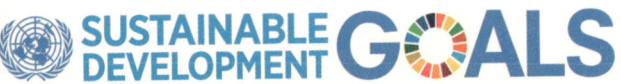

● 2015 지속가능 개발 목표(Sustainable Development Goals, SDGs)
  2000 새천년개발목표(Millennium Development Goals, MDGs)에서 개정
  (출처: UN)

없다. 1985년에 1,000명당 32.6명이던 것이 2011년에는 3.2명으로 26년 사이에 10분의 1로 줄었고 OECD 평균보다 낮다. 이런 성공의 뒤에는 우리 교수들에게 제공되었던 미네소타 대학의 원조가 있다.

당시 미네소타 플랜은 단순한 초청 연수가 아니었다. 초청 연수자 총 77명 중 33명만이 당시 무급 조교로 근무하던 젊은 의사들이었고 그중 3명은 박사학위를, 8명은 석사학위를 받았다. 연수 기간도 보직 교수들은 단기로, 선임 교수들은 1년, 젊은 교수들은 2년 이상이었다. 또한 11명의 자문관이 파견돼 의학 분야 전반에 관여하였다.

이들은 교육과정의 개편과 학교 발전을 위한 컨설팅을 주도했고, 이 성과는 훗날 한국의학교육 발전의 큰 기반이 되기도 했다. 이와 함께 병원 시설 개선을 위한 자금도 지원되었다. 6년 8개월 동안 미국이 1,000만 달러를, 우리 정부가 690만 달러를 지원했다. 단순히 미국이나 국제사회의 원조만으로 한국의학이 오늘날의 발전을 이룩한 것은 결코 아니다. 우리나라 의료계 선배들의 혼신의 노력이 함께 있었기에 가능했던 일이다.

이제 막 2기를 시작한 '이종욱-서울 프로젝트'는 우리의 이런 경험과 국제사회에 대한 보은의 차원에서 기획돼 추진되고 있다. 우리 프로젝트는 초청 연수, 방문 컨설팅, 장비 지원, 지속교류 인프라 구축이라는 네 축으로 구성돼 있다. 우리나라의 의학 수준뿐 아니라 정보기술(IT) 등의 기술발전을 접목시키는 지원 방안을 모색해 오고 있다. 초청 연수를 온 교수들은 단순히 의학지식과 기술뿐 아니라 리더십, 의학연구, 의료정책, 지역사회의학 등도 배울 수 있다. 지난 1년간의 경험으로 보면 이런 프로그램도 중요하지만 우리의 장점은 우리가 그들의 현재를 과거에 경험했다는 것이며 그래서 그들과 공감할 수 있다는 점이다.

그럼에도 아쉬운 점이 있다. 당시 미네소타에 갔던 선배들은 1등석 비행기를 타고 갔고 급여도 미국의 전공의들보다 더 많이 받았다고 기록되어 있다. 그런데 우리는 이코노미석에 이주 노동자들 정도의 생활비를 지원한다. 우리 프로그램의 관심과 내용만큼은 미네소타보다 충실하고 발전되었다고 생각한다. 그러나 아직 세밀한 돌봄과 감동은 부족하다. 이미 선진국 문턱에 와 있는 우리 정부의 원조가 우리의 과거를 기억하며 세계사 속에서 나눔과 보은의 모범이 될 수 있도록 그 품격과 진심이 더해지기를 기대한다.

서울신문 2012년 1월 18일

글로벌 시대의 건강 관리법

WTO는 21세기는 전염병의 시대가 될 것이라고 했다. 광우병, 사스, 조류 인플루엔자 등 전 세계 건강 문제에 있어서 국가 간 경계가 허물어지고 있기 때문이다. 범정부적인 대책을 마련해야 국민 건강을 보호할 수 있다.

런던올림픽 개막식이 내일(현지 시간)로 다가왔다. 올림픽 기간 중 약 120만 명의 외국인이 방문할 것으로 예상되고 있다. 최근 우리나라에는 매년 900만 명의 외국인이 방문하고, 1,200만 명 이상이 해외로 나간다. 그 수치는 매년 늘고 있다.

세계보건기구(WHO)는 "21세기는 전염병의 시대가 될 것"이라고 전망했다. 수족구병, 조류 인플루엔자, 뎅기열, 말라리아, 중증급성호흡기증후군(SARS·사스) 등 바이러스성 질환들이 한 해에 20억 명이 넘는 여행자들을 통해 세계 곳곳으로 퍼져 나간다.

1330년대 중국에서 발생한 페스트(흑사병)균이 1347년 이탈리아에 도착해 전 유럽에 퍼지는 데 4년이 걸린 데 반해, 21세기 들어 발생한 첫 신종 전염병인 사스가 2003년 2월 중국 광둥지역에서 전 세계로 퍼지는 데 일주일도 걸리지 않았다.

기후변화나 대기오염, 황사와 같은 자연 재해가 공간적인 경계를 넘어 전 세계에 영향을 주며, 방사능 폐기물이나 유전자 변형식품 등이 세대를 넘어서 영향을 미친다는 사실은 전문가는 물론 일반인들도 피부로 느끼고 있는 현실이다.

그 이유는 국제 여행이 활발하고, 근로자들의 유입, 유출이 늘어나 전염병이 퍼질 기회가 많아진 데다 급속한 산업화로 인한 환경파괴가 주변국에도 영향을 미치기 때문이다. 우리는 건강과 질병의 측면에서 글로벌 시대에 살고 있다.

건강문제에서 국가 간 경계가 허물어진 사례는 많다. 1986년 광우병에 걸린 소의 고기를 사람이 섭취할 때 걸리는 인간광우병인 변종 크로이츠펠트-야코프병이 영국에서 처음으로 확인됐다. 1990년대 중반까지 영국에서만 인간광우병 환자가 80명 발병했고 최근 10년간 전 세계에서 모두 275건이 발생했다.

전 세계를 놀라게 한 사스의 사례는 글로벌시대의 건강관리 중요성에 대해 잘 보여 주는 사례다. 2003년 중국 광둥성에서 발생해 동남아지역을 거쳐 전 세계에서 유행해 800여 명의 사망자가 나왔다. 관광, 소매 등 내수부문의 위축과 무역량 감소로 이어졌고 국제경제전망기관들은 사스의 확산으로 아시아지역의 경제성장률이 0.3~1.0% 포인트 하락했다고 발표했을 만큼 인적, 물적으로 막대한 피해를 입혔다.

조류인플루엔자 바이러스 감염은 사람에게 드물게 일어나지만 치사율이 59% 정도로 매우 높다는 특성이 있다. 이달에는 중국 서부지역에서 조류인플루엔자가 유행했다는 보고가 있었으며 광둥

지역에서는 2세 남아가 조류인플루엔자 바이러스에 감염됐다는 WHO의 보고가 있었다. 비록 2006년 정점에 달한 뒤로는 증가 경향을 보이지 않았지만 1997년 이후로도 여러 나라에서 산발적인 조류인플루엔자 바이러스 감염사례가 보고된 만큼 우리나라도 안전지대가 아님을 항상 유념해야 한다.

세계은행에서는 전 세계적으로 인플루엔자가 대유행하면 3,600조 원의 경제 손실이 발생한다고 예측했다. 국제가축연구소에서는 매년 200만 명이 각종 인수공통 전염병으로 사망한다고 추산하고 있다.

우리는 글로벌 시대에 급변하게 된 건강문제를 어떻게 접근해야 할 것인가. 국가 경계를 허무는 질병으로 인한 건강문제가 더 이상 국지적인 문제가 아니고, 전 지구적인 문제로 쉽게 확산되며, 상상을 초월할 정도로 대규모라는 현실에도 불구하고 아직 효과적인 대책이 별로 없다.

이제는 국민의 건강을 보호하기 위해서는 글로벌 시대에 걸맞은 범정부적인 대책을 서둘러 마련해야 한다. 글로벌 건강문제를 전담할 부처가 필요하고, 관계부처 간의 보고 및 협조체계를 확인하는 한편, 국가 간 협력과 공조가 필수적이다.

다음 달 서울대에서 이종욱글로벌의학센터가 문을 연다. 고(故) 이종욱 전 WHO 사무총장의 이름을 따 만든 것으로 국내적으로는 대학, 정부와 연구소 간의 협조모델을 구축하고, 국외적으로 WHO의 지역 보건전문가 교육센터로 지정 받을 예정이다. 지역별 건강관리를 담당할 전문 인력을 양성하고, 국가별 건강관리시스템을 구축

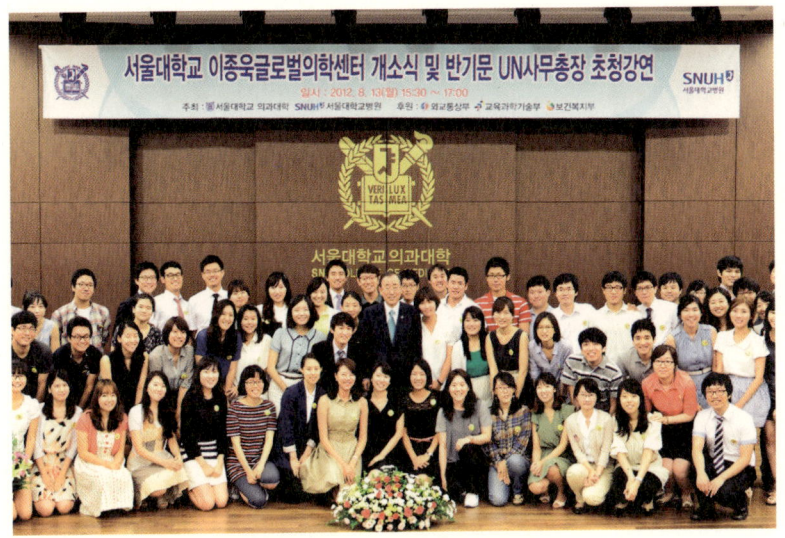
● 서울대학교 이종욱글로벌의학센터 개소식(2012년 8월 13일)

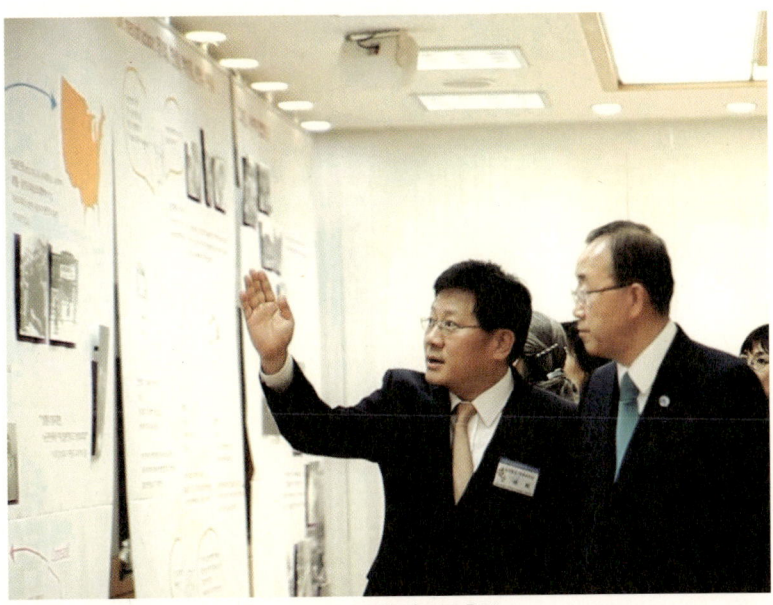
● 이종욱글로벌의학센터 방문한 반기문 전 유엔(UN) 사무총장

해 글로벌 건강 문제에 신속하고 체계적으로 대처해 성공적인 협력 모델을 만들어 나가리라고 자못 큰 기대를 한다.

서울신문 2012년 7월 26일

제7장
생명의료연구의
핵심은 인재양성

· 생명의 시대 미래창조과학부의 역할
· 국가 과학기술위원회에 바란다
· 기초의학을 살리자
· 病院 수출은 한국인의 지혜, 재주 그리고 情의 수출

생명의 시대 미래창조과학부의 역할

미래창조과학부는 앞으로 다가올 생명의 시대를 어떻게 준비할 수 있나. 무엇보다 건강 민주화를 실현해야 하며, 장기적으로는 기초과학을 발전시켜 국가의 미래를 준비해야 한다. 부처별 전문성에 기반을 둔 맞춤형 정책도 구현하여 미래의 성장 엔진이 되어야 한다.

2주 남짓이면 박근혜 정부의 개막과 함께 초대형 부처인 미래창조과학부가 탄생한다. 우리나라는 전쟁의 아픔을 딛고 지난 60년간 농경, 산업, 정보, 지식사회를 거쳐 미래 생명의 시대로 접어들고 있다. 생명의 시대가 될 대한민국의 '미래'를 '창조'하는 '과학' 부처의 출범은 실로 반갑다. 그러나 미래창조과학부가 과연 생명의 시대를 준비하는 데 적합한지에 대해서는 불안감을 감출 수 없다.

대한민국의 오늘은 어떤 얼굴인가? 고용 없는 성장 단계에 진입한 지 수년째, 청년실업의 문제와 조기퇴직에 따른 경력 실업자들의 재취업은 바늘구멍이다. 경제 양극화는 건강 양극화로 이어지고 있다. 우리 사회는 유례없이 빠른 속도로 늙어 가는데 노령화 시대에 대비한 사회적 합의와 노력은 더디기만 하다.

2011년 건강보험에서 지급한 65세 이상 노인 진료비는 전체 진료비의 33%인 15조 3,000억 원이다. 이는 지난 7년 새 3배나 증가한 수치다. 2026년이면 65세 이상 노인 인구의 비율이 전체 인구의 20%를 넘는 초고령 사회에 진입한다. 건강수명 100세 시대에 '미래창조과학'부는 어떤 역할을 담당해야 할 것인가.

　미래는 생명의 시대다. 생명의 시대에는 기본적인 인간의 권리와 존엄성이 최대한 구현되어야 하고 이를 위해서는 건강 민주화의 실현이 필수적이다. 건강 민주화의 전제 조건은 기초과학과 임상의학의 접목을 통한 '생명의학'이 국가 연구개발의 중심으로 자리 잡고, 정보통신(IT)을 기반으로 하는 융합의료연구를 발전시켜 모두가 건강하고 행복한 대한민국을 구현해 나가는 것이다. 일자리 창출과 서비스산업의 총체인 의료산업을 국가차원에서 집중 육성하고 우리의 높은 의료기술을 해외로 수출한다면 경제적 이익은 물론 글로벌 한류의학(K-메디신)의 실현을 통한 국격 제고에 크게 기여할 수 있을 것이다. 생명의학 분야에 대한 충분한 투자와 지원이 보장되어야 하는 이유가 여기에 있다.

　미래창조과학부의 성공은 박근혜 정부의 성공을 가늠할 중요한 지표가 될 것이다. 지난 정부에서 실패한 경험은 되새기고 지속가능한 장점들은 살려나가는 지혜와 용기가 필요하다. 기존의 국가과학기술위원회가 수행했던 연구개발 예산의 배정 및 조정 권한까지 갖게 되는 것은 타 부처 사업 예산을 검토하고 조율할 수 있다는 의미와 함께, 경우에 따라서는 정작 필요한 국가 단위의 중요 연구개발 사업이 소외될 가능성을 배제할 수 없다. 따라서 부처별 예산 나누어 먹기 식의 분배는 없어져야 하며, 미래 유망 산업에 대한 보다 과감하면서도 체계적이고 심층적인 연구비 지원이 필수적이다.

국가의 미래를 책임지는 부서로서 장기적 관점에서 과학기술의 방향도 재설정해야 한다. 가시적, 단기적 성과 도출이 가능한 분야에만 예산이 집중 배치됨으로써 장기간 인내심을 갖고 투자해야 하는 기초과학 연구에 대한 소외와 차별이 없도록 세심한 배려가 필요하다. 과학기술 전문 인력의 양성과 더불어 이들을 국가 핵심인재로 대접하는 일에도 힘을 써야 한다. 우수 인재들이 불안한 미래 때문에 과학도의 길을 포기하는 사례가 없도록 국가적 차원에서 과학기술 인재에 대한 합당한 대우를 보장하고, 능력을 맘껏 발휘할 수 있는 일자리를 만드는 것이야말로 가장 시급한 일이다.

최근 미래형 융합연구의 새로운 패러다임으로 '개인 맞춤형 예방연구'가 대두되고 있다. 개인의 유전적, 환경적 특성에 따라 개별 맞춤형 질병 예방정책을 수립한다는 개념이다. 국가의 운영도 이와 다르지 않다. 급변하는 국제 정세, 다양해지는 사회적 요구에 선제적으로 대응하기 위해서는 민첩하고 유연한 구조를 가진 부처를 구성해야 한다. 부처별 전문성에 기반을 둔 맞춤형 정책도 구현해야 한다. 미래창조과학부가 공룡과 같은 거대 부처가 아니라 민첩하고 유연한 맞춤형 정부 부처로 거듭나 국가 연구개발(R&D) 사업에 대한 컨트롤 타워 역할뿐만 아니라 대한민국의 미래를 이끌어 나갈 성장 엔진이 되어야 한다. 대한민국 청년들이 2050년 세계를 이끌어 갈 창조적 글로벌 리더가 되기 위해서는 지금 우리가 어떻게 하느냐에 달려 있다.

서울신문 2013년 2월 7일

국가과학기술위원회에 바란다

국가과학기술위원회는 국가 차원 연구개발 업무의 컨트롤타워 역할을 한다. 생명과학 R&D에 투자를 확대하고, 생명보건의료 분야에 중복투자를 개선해야 하며, 미래지향적 융합형 인재를 양성해야 한다.

국가과학기술위원회(국과위)가 대통령 직속 상설행정위원회로 격상돼 출범한다. 국과위가 국가 차원에서 이뤄지는 연구개발(R&D) 업무의 컨트롤타워 역할을 할 모양이다. 현재 우리나라 R&D 투자 규모의 연평균 증가율은 지난 3년간 12%로 세계 최고 수준이다. 국내총생산 대비 3.6%로 세계 4위를 차지하니 괄목할 성적이다. 현 정부의 업적 중 가장 높이 평가받을 분야는 연구개발의 투자 확대와 지원이다.

하지만 지난해 한국연구재단에서 조사한 5년 주기별 논문 1편당 피인용 횟수를 살펴보면, 3.5회로 세계 평균 4.8회보다 훨씬 낮다. 논문은 많이 썼지만 다른 연구자들이 참고할 훌륭한 논문은 상대적으로 적었다는 의미다. 좀 심하게 말하면 아무도 읽지 않는 논문이 대거 쏟아져 나왔다고 할 수 있다. 이제 우리는 연구의 질을 높이고 과학기술 발전에 실질적으로 도움이 되는 방향으로 R&D 투자 패러다임을 바꿀 시기가 됐다. 그런 면에서 국과위에 몇 가지 제언하고자 한다.

우선 생명과학 R&D에 대한 투자 확대다. 미국의 경우를 보자. 미국 R&D 예산은 거의 우리나라 1년 예산과 맞먹는다. 국방예산을 제외하고 가장 많은 액수의 국가예산이 보건의료분야에 투자되고 있다. 2009년 3월 오바마 대통령은 배아줄기세포 연구에 연방정부의 재정 지원을 허용하는 행정명령에 서명해 미래재생의학 연구의 활성화를 주도하고 있다.

미국은 이러한 보건의료 R&D를 보건복지부 산하 국립보건원(NIH)에서 통합 관리하도록 하고 있다. 부처 간 투자 중복을 막으면서 효율적인 관리를 하기 위함이다. 일본에서도 작년에 국가 R&D 로드맵을 새로 작성하면서 2대 주력분야로 생명과학과 친환경 에너지산업을 꼽았다. 여기에 투자를 집중한 후 그 열매가 산업 전반에 퍼져 나가게 한다는 전략이다.

반면 한국은 어떤가. 생명과학 R&D 투자는 교육과학기술부, 지식경제부, 보건복지부 등에 분산되어 있다. 그나마 올해 정부 R&D 예산의 2% 정도만이 보건복지부 주관 보건의료 분야에 배분됐다. 이래서는 선택과 집중의 효율을 기대할 수 없다. 맞춤 의료와 맞춤 예방사업, 글로벌 바이오헬스케어 사업 같은 고부가 서비스산업을 포함한 생명보건의료 분야 R&D 예산의 확대가 가장 절실하다.

또한 생명보건의료 분야 사업에 대한 중복투자를 개선하는 구조조정이 시급하다. 바이오신약 개발 사업만 해도 현재 보건복지부는 물론 국토해양부, 농수산식품부를 포함해 최소 8개 부처가 관여하고 있다.

최근 삼성그룹이 향후 10년간 약 2조 1,000억 원을 바이오신약

R&D에 투자하겠다고 발표했다. 2020년 매출 400조 원을 낸다는 목표인데, 건강과 의료 분야에서만 80조 원의 매출을 올린다는 계획이다. 이를 위해 건강관리산업과 의료기기 분야에 집중 투자한다고 한다. 미래 시장의 변화에 가장 민감한 기업들이 생명과학 분야의 산업적 가치를 인정한 것이다. 과학기술 분야의 연구와 기업의 역동성이 맞물린다면 우리는 엄청난 상승 효과를 얻을 것이다.

국과위가 해야 할 것 중에 빼놓을 수 없는 것이 미래지향적인 융합형 인재 양성이다. 우리나라 R&D는 1960~1970년대 산업화 초기 민간 주도의 경공업 산업에서 정부 주도의 중화학공업 육성 시대로 발전했다. 이후 2000년대 기초 원천기술 개발을 지향하는 단계로 나아갔다. 현재는 선진국 추격형에서 창조적 혁신체계로 갈 상황이다.

이를 위해선 산업분야에서 필요한 과학기술과 지식으로 무장하고 글로벌 메가트렌드를 이끌 수 있는 인재 양성이 필수다. 인재는 갑자기 뚝딱 만들어지지 않는다. 대학에서 융합형 교육을 받고, 글로벌 감각을 익힌 후, 이를 바탕으로 세계 무대를 뛰어야 한다. 대학-연구소-산업체로 이어지는 연계사업도 마련해야 한다. 이런 미래형 인재 양성을 대학들이 갖추도록 국과위는 지원해야 하며, 이 분야에 대한 R&D 투자도 있어야 한다. 국가 R&D 예산의 20% 정도만이 대학으로 지원되고 있지만 국제수준 논문의 80%가 대학에서 생산되고 있다. 열매가 얼마나 풍성하게 열릴지는 지금 씨를 어디에, 얼마나, 어떻게 잘 뿌리느냐에 달렸다. 국과위의 역할이 막중하다.

서울신문 2011년 3월 2일

기초의학을 살리자

우리나라 의과대학은 주입식 암기와 단순 수기만 가르쳐 기술자를 만들고 있다. 임상적 기술에서 세계 최고 수준이지만, 지식 창출과 원천의학기술 개별능력은 취약하다. 연구 중심 의대를 육성하고, 관련 분야의 학문과 융·복합 연구 또한 필요하다.

지난주 영국의 글로벌대학평가기관인 QS가 발표한 '2011 세계대학 의학분야 평가결과'에 따르면 국내 1위인 서울대는 세계 101~150위 수준이다. 세계 1위인 하버드대는 학계평가와 졸업생 평판도 100점, 논문당 인용 수는 84점인 데 반해 서울대는 학계평가 28점, 졸업생 평판도 26점, 논문당 인용 수 30점에 그쳤다.

우리나라 대학들이 의학 분야에서 세계 수준과는 큰 격차를 보이고 있다. 고교 상위 1% 이내의 수재들만이 모인다는 우리 의과대학의 수준이 이 정도인 이유는 무엇일까?

현재 우리나라에는 41개의 의과대학과 의학전문대학원(의전원)에 매년 3,100명 정도의 학생들이 진학한다. 의과대학이 대학입시 과열의 주범으로 몰리면서 6년 전 도입된 의전원은 끝내 뿌리를 내리지 못한 채 대다수 대학에서 철회되었다.

의전원은 근시안적인 결정에 의한 설익은 정책 도입으로 정상적인 이공계 수업에 막대한 지장을 초래하였다. 의전원 도입 시 정부가 내세운 가장 큰 명분은 기초의학을 토대로 한 의학발전이었다. 다양한 학부전공을 가진 훌륭한 학생들이 의학을 전공하면 의학이 단기간에 크게 발전할 것이라는 주장이었다. 하지만 현실은 정반대였다.

지난 6년간 의전원 졸업생 약 3,400명 중 기초의학을 전공한 학생은 단 6명으로 전체의 0.2%에 불과하다. 기초의학 전공자의 숫자를 의학 발전 정도의 직접적인 판단 지표로 보기는 어렵지만 기초의학의 토대 위에서 새로운 첨단 의료기술이 발전된다고 가정할 때, 능력을 갖춘 기초의학자 양성이 중요한 지표가 되는 것은 엄연한 사실이다.

미국 의과대학은 진료 위주 의사 교육과 연구 중심 의학자 교육으로 대학의 미션과 학제가 특화 운영되며 이에 따른 예산과 인력 투입도 다르다. 하지만 우리나라 의과대학 교육은 최고 수재를 모아 주입식 암기교육과 단순 수기(手技)만 가르쳐 의학기술자를 만드는 과정으로 전락하고 있는 현실이다.

우리나라 의학은 임상적인 기술에서 세계적인 수준을 자랑한다. 그러나 지식 창출과 원천 의학기술 개발능력은 여전히 취약하다. 세계대학평가 기준에서 연구의 질을 보여주는 논문당 인용 수는 여전히 낮은 수준이어서 양적인 성장만으로는 세계적인 대학으로 도약하기 어렵다는 점을 단적으로 보여준다. 창의적 연구 성과를 낼 수 있는 기초의학에 대한 투자와 배려가 시급하다. 어떻게 할 것인가?

'연구 중심 의대'를 육성하자. 전국 의과대학을 진료 중심의 임상 의사를 양성하는 의과대학과 세계적 수준의 연구와 창의적 의학지식 개발을 중심으로 하는 '연구 중심 의대'로 분류하여 각 대학의 특성에 맞는 정부지원과 교육 프로그램을 개발하는 것이다.

'연구 중심 의대'로 지정된 의과대학은 의무적으로 신입생의 일정비율(약 5~10%)을 기초의학을 전공하는 기초의학자로 선발한다. 예과 포함, 6년의 학사 과정 중 최소 1년 이상을 연구전념기간으로 설정하고 학·석사 통합학위를 수여한다. 입학 당시 기초의학자 트랙에 들어올 기회를 놓친 재학생 중에서 일정 기준의 심사를 거쳐 의·박사(MD·PhD) 통합학위를 수여하거나 졸업생 중에서 일정비율을 다시 추가로 선발하여 전일제 연구에 참여하게 하는 기초의학연수의 제도를 도입하는 것이다. 프로그램 운영에 필요한 제도적 지원과 설비 장비 등의 예산투입은 필수적이며 '기초의학진흥'을 위한 재원을 따로 확보하는 것도 필요하다.

미래 의학 발전의 또 다른 관건은 관련 학문분야와의 융·복합 연구다. 생명과학 및 약학을 비롯한 이공계 연구 분야와의 공동연구를 우선 지원하고 출연연구소 및 바이오헬스 기업과의 개방형 의학 교육시스템을 구축하는 것이다. 신종 플루나 조류 인플루엔자 등의 의용(醫用)미생물학, 개인별 유전적 차이를 고려한 맞춤예방의학 등이 미래 국제 의료를 선도할 분야인 만큼 집중 투자가 요구된다.

2011년도 우리나라 정부에서 지원하는 연구개발예산은 거의 15조원에 육박한다. 전체 예산의 1% 정도만이라도 차세대 미래 신성장 동력의 근간이 될 기초의학에 투자하는 것이 우리나라 의학을 이른 장래에 세계적인 수준으로 높일 수 있는 가장 효율적인 방안이라고 생각한다.

서울신문 2011년 5월 10일

病院 수출은 한국인의 지혜, 재주, 그리고 情의 수출

중동에 진출한 병원 수출은 부가가치의 측면이나 비경제적 수익도 크다. 이는 언어와 문화적 배경이 다른 인간의 육체적·정신적 고통을 이해하고 치유하는 숭고한 복합 창조 산업이다. 한국인의 축적된 의료기술은 인류의 건강 증진에 이바지하고 국격도 높일 것이다.

박근혜 대통령이 이달 초 중동 순방 중 아랍에미리트(UAE)에 진출한 우리 병원들을 격려하고 병원과 제약 산업이 미래 핵심적인 역할을 할 것이라고 천명한 점은 큰 의미를 갖는다. 병원 수출은 의료진, 진단 치료 장비와 병원 정보 시스템을 동시에 수출하는 것이어서 부가가치 측면은 물론이고 대한민국 의학을 세계에 알리는 비경제적 수익도 엄청나다.

우리 병원들은 해외 진출에서 그동안 많은 시행착오를 경험했다. 이미 10여 년 전부터 중국으로 진출한 성형외과·피부과 의원들은 좋은 의술과 한류 확산 분위기에 힘입어 병원 운영에는 비교적 성공했지만 현지 법률에 익숙하지 않고 환리스크 관리와 재정 운용에 대한 경험 부족으로 변변치 않은 대차대조표를 갖고 철수할 수밖에 없었다.

병원 수출에 대한 시행착오는 다른 나라들도 마찬가지다. 미국 오하이오주 클리블랜드 클리닉은 세계적인 병원으로 특히 심장내과가 유명하여 당뇨·고혈압 환자가 많은 아랍계 부호(富豪)들이 자주 찾는다.

이 병원이 중동 환자들의 불편을 해소하고 잠재적 환자에 대한 홍보를 위해 아부다비에 분원(分院) 설립을 계획하고 있으나 수년째 진료를 시작하지 못하고 있다. 심장내과 의사가 최상의 의료를 제공하기 위해서는 좋은 시설과 장비가 필요할 뿐 아니라 진단과 수술을 담당할 영상의학이나 심장 수술 분야도 같은 병원에 있어야 하는데 아부다비 병원에서는 그에 걸맞은 수준을 유지하기가 어려웠던 것이다.

이런 의미에서 최근 UAE 셰이크 칼리파 전문병원의 위탁경영을 맡은 서울대학교병원이나 아부다비에 건강검진센터를 개원한 서울성모병원의 중동 진출은 우리나라 병원 수출의 새로운 전기를 마련한 것이다. 장비에 대한 충성도가 높은 의료산업은 진단기기, 의료 소모품, 의료 정보 시스템 등을 함께 수출할 수 있어 주변 산업의 발전을 견인할 수 있는 미래 산업이다.

스마트 진단 키트, 신소재를 활용한 인공장기 등 공학(工學)과 접목하고, 바이오 신약(新藥) 산업과 동반 진출해 산업 발전에 크게 기여할 것으로 생각된다. 이번 성공 사례를 바탕으로 베트남·인도네시아 같이 의료 수요가 빠르게 증가하는 나라로 확산되는 것에 대비해야 한다.

병원 수출이 성공하기 위해서는 정부 간 협조가 전제돼야 하고

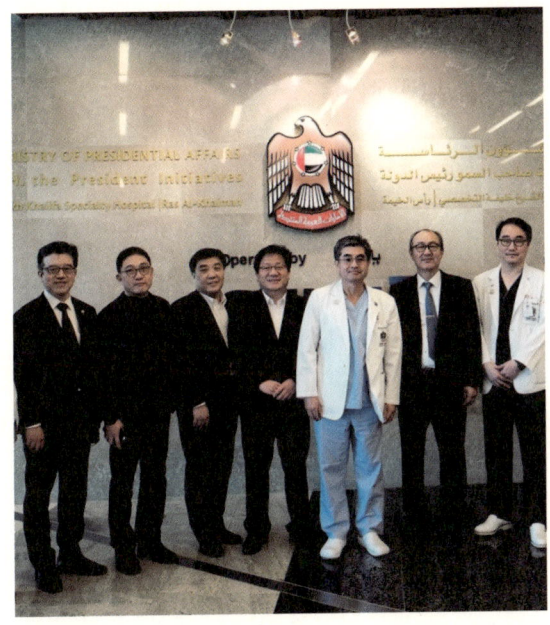

아랍에미리트(United Arab Emirates, UAE) 셰이크 칼리파 전문병원(Sheikh Khalifa Specialty Hospital, SKSH) 의 위탁경영을 맡은 서울대학교병원

(좌측부터 양한광 서울의대 교수, 윤재승 대웅제약 대표, 박중신 서울의대 교무부학장, 강대희 서울의대 학장, 성명훈 SKSH 원장, 유철규 서울의대 교수, 장지민 서울대병원 교수)

현지에 한국 의료(K-medicine) 브랜드를 알리기 위한 노력도 병행돼야 한다. 코이카(KOICA) 보건의료 지원 사업을 통해 현지인들과 공감하고, 코트라(KOTRA)나 보건산업진흥원의 법인을 활용하여 의료 시장에 대한 실태 조사와 현황 파악을 동시에 수행하는 것이 필요하다. 질병 분포나 면허제도는 물론이고 현지 언어와 역사·문화까지 아우르는 정보 수집이 필수적이다. 해외 진출을 추진하는 병원들이 컨소시엄을 구축하여 정보를 공유하고 전문성에 따라 역할을 분담하는 것이 효율적이다. 미래의 주역인 의대 학생들이 세계 무대에 진출하여 국위(國威)를 선양하고 국부(國富) 창출에 기여하는 창의적인 글로벌 리더로 성장할 수 있도록 의학 교육의 개선도 필요하다.

하지만 병원 수출이 국내 의료 환경의 어려움은 외면한 채 그저 외화벌이의 수단으로 전락해서는 안 된다. 병원 수출을 공장 짓는 것과 같은 단순 산업으로 봐서도 안 된다. 편의성이나 즐거움을 제공하는 단순한 서비스 산업도 아니다. 언어와 문화적 배경이 다른 인간의 육체적·정신적 고통을 이해하고 치유하는 숭고한 복합 창조 산업이다. 따라서 병원 수출은 우리의 의학과 의술 그리고 심성과 열정을 함께 수출하는 것이다. 우리가 자부하는 한국인의 지혜와 재주 그리고 정(情)을 발휘하여 인류의 건강 증진에 이바지하는 것으로 대한민국의 국격(國格)을 높이는 민간 외교의 첨병 역할도 담당해야 한다.

조선일보 2015년 3월 18일

4

미래, 대학,
의사

제8장 미래의사는 오케스트라의 지휘자

제9장 대학의 역할

제8장
미래의사는
오케스트라의 지휘자

· 미래의 의사들, 오케스트라 지휘자가 되어야
· 서울의대는 왜 문과생도 원하나
· 올해도 의대 입시과열 이대로 좋은가
· 국민행복시대를 위한 의학산업육성

미래의 의사들, 오케스트라 지휘자 되어야

병을 진단하는 의사 역할은 과학기술 발달로 점차 약화돼는 추세다. 미래 의사는 인성과 덕성을 갖춘 인재를 뽑아 인격을 수양하고 다듬어서 환자와 소통하고 고통을 나누며 사회정의를 실천하는 의사로 준비돼야 한다.

눈부신 기술 발전이 가져다줄 우리 의료의 미래를 상상해본다. 환자의 유전적, 생물학적 특성과 생활 습관 정보에 따라 개별화된 맞춤 치료가 늘어나게 된다. 병원 중심의 의료가 재택(在宅) 치료와 자가(自家) 진단 중심으로 바뀌어, 병원을 찾고 입원하는 환자가 줄어들게 된다.

누구나 어렵지 않게 의료 정보를 얻을 수 있는 정보화 시대를 맞아 의료 정보에 대한 의사의 우월적 지위가 약화되고 환자의 자기 주도적 결정권이 강화되는 의사-환자 관계의 변화가 가속된다. 이에 따라 의사라는 직업의 정체성에도 변화가 예상된다. 인공지능 진단 기술이 발전하고 로봇이 수술을 대신 하는 등 전통적인 개념의 의사 역할이 줄어들 것이다.

인간의 언어로 묻고 답하는 IBM의 인공지능 컴퓨터 왓슨(Watson)은 진단 정확성이 숙련된 의사 못지않아 실제로 코넬 의대

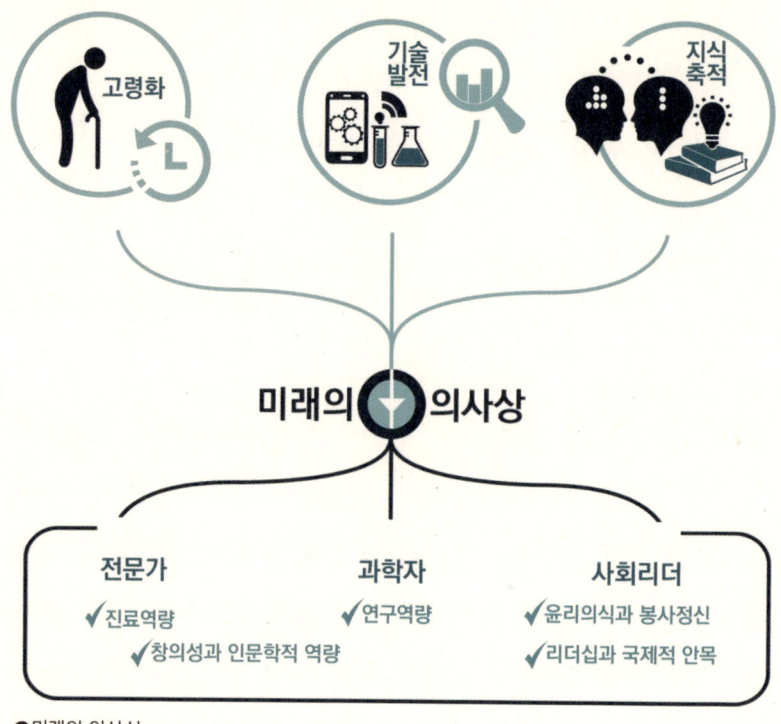

● 미래의 의사상
(출처: 국제미래학회, 『대한민국 미래보고서』, 교보문고, 2015)

암센터에서 환자 진료에 참여하고 있다. 이 때문에 세계적인 기업가 비노드 코슬라(Koshla)는 미래에는 80%의 의사가 필요 없게 된다고 예측하였다. 빠르게 발전하는 첨단 의료의 시대에 의사들은 어떤 역할을 해야 할까? 우리 사회는 어떤 의사를 키워내야 할까?

미래의 의사는 오케스트라 지휘자와 같은 역할을 해야 한다. 지휘봉 하나로 연주자들과 소통하고 교감하면서 하모니를 만들어 내는 지휘자처럼, 의사는 진단과 치료에 대한 역량을 갖추는 데 그치지 않고 함께 일하는 동료 간호사, 의료기사, 병원 행정가 등이 자신들의 전문 역량을 발휘할 수 있도록 통솔하는 리더십을 갖춰야 한다.

이런 이유로 미래를 대비한 의학 교육은 직업 전문성을 유지하면서 사회적 책무를 깊이 인식하고 서로를 존중하며 협업과 역할 분담에 능숙한 의사 양성을 목표로 한다. 또한 미래의 의사는 환자와 교감하며 소통하고 아픔에 공감하는 치유자의 역할을 해야 한다. 날로 늘어나는 각종 검사 장비들에 매몰되면, 의사가 환자와 눈을 맞추고 대화하며 진찰하는 시간은 줄고 대신 컴퓨터 속 검사 결과를 들여다보는 시간이 늘어난다. 이에 대한 우려의 목소리가 높다. 기술이 발전해도 인간적 교감을 대체할 수는 없다.

왓슨과 같은 컴퓨터 기술이 발전할수록 역설적으로 아픔을 이해하고 공감해주는 의사의 필요성은 더욱 커진다. 이런 이유로 많은 의과대학에서는 환자와 보호자는 물론이고 동료 의료인들과의 소통 기술 교육을 중요하게 생각하고 있으며, 더불어 환자에 대한 공감 능력을 키울 수 있도록 교육과정을 강화하고 있다.

미래의 의사는 사회를 치료하는 '대의(大醫)'의 역할을 해야 한다. 의사는 환자의 안녕은 물론이고 사회 구성원들에게 의료 자원이 골고루 배분될 수 있도록 노력함으로써 사회 정의를 실현해야 한다. 이를 위해 현실과 동떨어진 의학 교육이 아니라 의료 정책과 사회 문제를 깊이 이해하고 국민 보건 문제를 주도적으로 해결하는 지도자의 역할을 할 수 있는 역량을 키우는 교육이 필요하다.

이를 달성하기 위해서는 학생 선발 과정부터 바뀌어야 한다. 과거처럼 학업 능력만을 평가하는 것이 아니라 의사로서 필요한 인성과 소통 능력을 고루 갖춘 인재를 선발하는 노력이 필요하다.

최근 의학전문대학원 학생이 여학생을 감금하고 폭행한 사건이 일어났다. 의대와 의전원에 입학하는 3,000여 명의 학생은 성적이 매우 우수하지만, 좋은 의사에게 요구되는 남에 대한 배려와 동정심을 지녔는지, 또는 인격을 수양하고 인성을 다듬을 시간과 기회가 충분했는지 알 수 없다.

우리나라의 의과대학들이 학생 선발 과정에 다양한 면접 방식을 도입한 것은 이런 노력의 일환이라고 할 수 있다. 전국의 수재들이 몰리는 의과대학에서 어떤 학생을 선발해 무엇을 가르치고 어떤 의사로 길러낼 것인지 국가 백년을 내다보며 고민해야 할 일이다. 인성과 덕성을 고루 갖춘, 마음 따뜻한 의사가 우리 사회를 더욱 건강하게 만들 것이기 때문이다.

조선일보 2015년 12월 16일

서울의대는 왜 문과생도 원하나

창조와 융합이 절실해지는 미래는 문과와 이과를 구별하여 전문성을 추구하는 방식이 어울리지 않는다. 서울대 의대는 문과도 지원할 수 있게 허용한다. 의사가 삶의 질을 향상시킨다는 차원에서 인문학적 접근도 필요하다. 하지만 우려도 있다.

지난주 서울대는 2015학년도 입시부터 수의과대학 수의예과, 의과대학 의예과, 치의학대학원 치의학과에도 문과생이 지원할 수 있도록 허용한다는 입시 전형을 발표했다. 지난 15일에는 이화여대가 정시에서 문과생도 의예과에 지원할 수 있게 하는 입학전형을 발표했다.

현재 고교에서 문·이과를 구분하는 나라는 전 세계에서 중국·일본·대만과 한국의 네 나라밖에 없다고 한다. 이 네 나라는 과거 전문성이 우선시되던 시대에는 고등학교 때부터 선택과 집중을 통해 인재를 양성한다는 취지로 문·이과를 명확히 구분해 각 학문 분야에서 뛰어난 성과를 낸 게 사실이다. 하지만 미래에는 창조와 융합이 더욱 중요해질 것이기 때문에 문·이과 구별은 시대 상황에 어울리지 않는 교육 제도다.

서울대 의대는 지금까지와 같이 문·이과를 구별해 이과생만을 선발하는 시대를 끝내고 문과생도 의과대학생으로 받아들일 때 어떤 문제가 있을 수 있을까 등을 지난 몇 년 동안 진지하게 고민해 왔다.

의대는 인간을 치료하고 의학을 발전시켜야 할 인재를 양성해야 할 임무가 있다. 의학이 발달하면서 환자 진료가 점차 환자와의 문진이나 진찰보다 검사와 장비에 의존하게 되는 경우가 많아지고, 진료기록만 살펴보면서 환자와 눈을 마주치는 시간이 점점 짧아지는 경향을 우려하는 목소리도 들려오고 있다. 대학과 의료계 내부에서 인문·사회적 소양을 갖춘 의사가 필요하지 않으냐는 이야기가 자주 들린다.

이와 더불어 만성질환이 늘면서 질병을 잘 보살피는 것과 더불어 환자의 삶의 질을 향상시켜야 한다는 요구가 점점 많아지면서 환자에 대한 인간적 이해와 인문·사회적 접근이 갈수록 중요해지고 있다.

우려의 목소리도 만만치 않다. 현재 고교 교육 과정이 문·이과 구분을 폐지할 준비가 되지 않았다는 현장의 목소리도 크다. 또 의대생들의 수학과 과학 과목의 학력 저하에 대한 우려도 있을 수 있다.

하지만 문과생이 의대에 들어와도 의예과라는 2년의 기간 동안 부족할 수도 있는 과학에 대한 역량을 갖추도록 준비시키면 이 문제도 해결할 수 있을 것이다. 이미 의학전문대학원에 입학한 문과 전공 대학 졸업생들이 의전원 교과 과정을 무리 없이 잘 이수하고 있다는 사실은 이러한 우려를 불식시키기에 충분하다고 할 것이다.

그런가 하면 의학의 발전을 위해선 창의적인 사고를 가진 의학자가 필요하다는 인식도 커지고 있다. 풍부한 인문·사회적 상상력과 과학기술지식을 융합할 수 있는 잠재력을 가진 인재가 의대생으로 입학해 미래에 인류의 질병 문제를 해결하는 융합적인 의학연구를 담당하도록 해야 한다.

이러한 인재들이 창조와 융합을 통한 국가 미래 경쟁력을 높이는 인재로 성장할 것이며 결국 의료산업 발전에도 크게 기여해 국민에게 새로운 먹거리를 창출해 줄 것이기 때문이다.

미래가 융합의 시대가 될 것이라는 전망에는 이견이 별로 없다. 하지만 어떤 형태의 융합이 돼야 하는지에 대해서는 전문가들조차 의견이 분분하다. 서로 상대방의 다름과 각자의 한계를 인정하고 다른 사람들의 지식·경험과 전문성을 빌려 복잡한 미래 문제들을 같이 해결하고자 노력하는 것이 융합학문의 시발점이라고 생각한다.

그러므로 미래형 인재는 단순한 지식이나 기술의 통합을 뛰어넘어 새로운 가치와 인식의 전환으로 무장돼야 한다. 인문·과학·예술의 세계가 서로 모여서 소통하는 원효대사의 '원융회통(圓融會通)' 사상이야말로 우리 시대가 요구하는 미래 창조적 인재의 본질이라고 생각한다. 이것이 바로 서울대가 한국에서는 처음으로 문과생이 의대에 들어올 수 있도록 문호를 개방한 본연의 이유라고 생각한다.

중앙일보 2013년 11월 19일

올해도 의대 입시 과열, 이대로 좋은가

의대 입시는 늘 과열되어 있다. 수입과 안정성을 우선하는 사회문화적 풍토 때문이다. 그러나 정작 직업 만족도는 상당히 낮다. 자기가 좋아하면서 즐길 수 있는 직업을 선택할 수 있도록 진로를 지도해야 한다.

지난 10일 2012년 대학입시를 위한 수학능력평가가 치러졌다. 시험 당일 아침 시험 스트레스를 이기지 못한 수험생의 자살 소식이 전해졌다. 미국 뉴스채널인 CNN은 "한국에서 고등학교 3학년은 지옥의 해"라고 전했다.

입시과열의 주범으로 의대와 법대가 1, 2위를 다툰다. 입시과열을 해소해 보고자 2002년 의학전문대학원(의전원)이 도입되었으나 우수한 대학 졸업생들이 의전원으로 몰리고 이공계 대학 교육이 제대로 운영되지 않아 2015년부터는 의전원이 폐지된다. 서울대를 비롯한 전국 41개 의과대학-의전원 중에서 여섯 군데만을 제외하고 모두 의대 체제로 전환하기로 결정하였다.

그런데도 올해 의전원의 수시모집 경쟁률은 작년보다 훨씬 높아졌다. 의예과로 모집하는 서울 주요 대학의 수시모집 경쟁률은 사상 최대를 기록하였다. 대부분 100대 1에 가깝거나 그 이상이었다. 왜 이런 현상이 벌어질까?

직업을 선택하는 데 가장 중요하게 고려하는 요인은 '수입'과 '안정성'이다. 그다음이 적성과 흥미다. 여기에다 한국적인 특성 하나가 추가된다. 좀 더 넓은 세상에서 큰 꿈을 펼칠 수 있는 인재들을 의사로 만들고 싶어 하는 '부모의 기대와 입김', 청년실업이 국가사회에 큰 문제가 되고 있는 요즘 의사는 아주 매력적인 직업이다. 실제 그럴까?

시험으로 인한 스트레스와 유급에 대한 불안 등으로 해마다 의대생의 자살은 큰 사회문제가 되고 있다. 한국의과대학장협의회에서 전국 의대생 7,000여 명을 대상으로 "정신건강실태조사 보고서"를 발표하였다. 전체의 60% 이상이 자신에게 우울증이 있을 가능성이 있다고 응답했다. 36%의 학생이 정신건강문제와 관련해서 상담이나 진료를 받고 싶다고 응답했다. 응답자의 1%가 현재 자살계획을 세우고 있으며 약 30명은 최근 자살을 시도한 것으로 밝혀졌다.

의사가 되고 나서의 만족도는 과연 얼마나 될까? 교육과학기술부와 한국직업능력개발원이 170개 직업에 종사하는 3만여 명을 대상으로 조사 분석한 자료에 의하면, 의사는 크레인 및 대형트럭운전사·모델과 함께 직업만족도가 가장 낮은 직업으로 보고되었다. 직무만족도 조사에서는 전체 직업의 직무만족도 평균이 68%인데 반해서 의사의 직무만족도는 42%에 불과했다.

과연 의대 입시 과열에 대한 해법은 없을까? 그동안 의대가 학생을 너무 성적 위주로만 뽑은 것은 아닌지, 품성과 헌신을 고려할 수는 없는지, 의대로 들어온 학생을 기능인으로만 키우는 것은 아닌지에 대한 깊은 반성과 함께 의대 학생 선발과 의학 교육 체계에 대한 변화가 필요하다.

국립대부터라도 공공분야에서 일할 의사 할당제를 도입해 보는 것도 시도해볼 만하다. 미래융합의학을 주도할 의사과학자 양성 프로그램도 적극 활성화해야 할 것이다. 더불어 사는 사회 속에서 아름다운 의사의 참모습을 보여주었던 세계보건의 수장 고(故) 이종욱 박사, 수단에서 헌신적인 의료봉사를 하던 고 이태석 박사 등 환자와 시민들을 아끼고 배려하는 전인적인 사회인 교육 또한 병행되어야 할 것이다.

의사와 같은 전통적인 직종 이외에 미래 유망직종에 대한 적극적인 안내와 홍보도 필요하다. 한국정보화진흥원에서 발간한 '미래사회 메가트렌드로 본 10개 미래기술 전망'에는 5대 기술 트렌드에 친환경 에너지 기술, 인간 삶의 진화, 융합의학의 성장 등이 포함되어 있다.

미래는 고령화에 따른 삶의 질 향상과 이를 뒷받침하기 위한 기술개발이 주목받을 전망이다. 기초과학을 포함한 이공계에 대한 정부의 전폭적인 투자 확대도 시급하다. 미래 블루오션이라 할 수 있는 생명과학, 맞춤예방의료 분야에 대해서는 더 과감한 투자를 통해 청년 창업을 촉진하고 건실한 일자리를 만드는 것이다.

『논어』 <옹야> 편에는 "어떤 일에 대하여 아는(知) 사람은 그 일을 좋아하는(好) 사람만 못하고 그 일을 좋아하는 사람은 즐기는(樂) 사람만 못하다."고 하였다. 자기가 좋아하면서 즐길 수 있는 직업을 선택하도록 제대로 된 진로 지도가 절실히 필요한 시점이다. 미래를 이끌고 갈 젊은이에게 꿈과 희망을 심어주어야 한다. 그들이 우리의 미래이기 때문이다.

서울신문 2011년 11월 21일

국민행복 시대를 위한 의학산업 육성

의사는 직업 안정성과 전문성이 있지만, 직업 만족도는 최하위다. 이를 해결하려면 의과대학이 시대의 흐름에 맞게 변해야 하며, 경쟁력 있는 의학산업을 육성하고, 의사과학자를 양성하는 등 연구역량을 강화해야 한다.

지난주 모 일간지에서 대학평가 결과를 발표하였다. 국내 최고 대학이라는 서울대가 아시아에서 홍콩과기대, 싱가포르국립대, 홍콩대에 이어 4위를 차지하였다. 하지만 생명과학과 의학 분야만을 대상으로 한 평가에서 서울대의 순위는 6위였다. 상위 1%에 드는 학생들이 몰리는 의과대학이 오히려 대학의 순위를 낮추고 있다. 무슨 이유일까?

의대를 선택하는 가장 중요한 원인은 직업 안정성과 전문성을 동시에 누릴 수 있기 때문이라고 한다. 그런데 의사의 직업 만족도는 모델, 트럭운전사와 함께 전체 직업 중 최하위라는 설문조사 결과가 나온 바 있다.

현재 우리나라 의료시스템은 의료수가, 의료인력 수급, 건강보험 등을 포함한 거의 모든 의료 정책이 정부 주도로 이루어진다. 의사의 의료 행위에 대한 적정한 수가가 매겨지지 않아 의사들은 3분

진료를 통한 '박리다매'의 의료 현장에서 매일 시달리고 있다. 낮은 건강 보험료를 유지하면서 고급 의료 서비스를 제공하려는 정부의 상호모순적인 정책의 희생물이기도 하다.

의료보험이 전 국민으로 확대 실시되었던 35년 전에 비해 국민소득·무역규모 등 경제 지표나 평균수명·암환자 생존율 등 건강지표는 크게 좋아졌지만 의료 시스템과 의사들의 만족도는 오히려 후퇴하고 있는 현실이다.

어떻게 하면 의과대학에 진학한 최우수 인재들을 본인도 만족스럽고 국가와 사회에도 기여하면서 국가발전의 원동력이 되는 글로벌 초경쟁시대의 산업 역군으로 키울 것인가? 해답은 의사와 의학자를 미래 의학산업의 핵심 인력으로 육성하는 것이다. 대학 평가에서 우리나라 의학 분야가 특히 낮은 점수를 받은 부분이 국제화 정도와 교수당 논문 인용도로 평가되는 논문의 질적인 분야였다.

이를 개선하기 위해 가장 먼저 해결해야 할 것은 시대의 흐름에 맞게 의과대학이 스스로 변화하고 미래 의료를 책임질 수 있는 의학교육으로 변환하는 것이다. 대학 시절부터 외국어 및 경영학 분야에 대한 교육을 시작하고 해외 환자 유치와 우리 병원 수출이 서로 맞물려 시너지가 날 수 있도록 정부와 의대, 병원의 삼각공조 체계가 필수적이다.

다음은 경쟁력 있는 주요 의학 산업 분야를 선택하여 집중 육성하는 것이다. 줄기세포치료제 개발, 재생 및 로봇의학 분야 육성, 맞춤진단 및 치료, 유전자 지표를 이용한 개인 위험도 예측과 맞춤 예방 분야 등이 집중 투자 대상이다. 이 분야는 국제적으로 경쟁력 있는 연구역량을 갖춘, 미래 의학 산업의 핵심영역이다.

따라서 부처 간의 협력을 넘어 국가 단위의 집중 연구 집단 육성이 효율적일 것이다. 마음 놓고 연구할 수 있도록 규제를 풀어주고 제도를 보완해주는 것이 필수적이다. 보건의료기술 개발의 주무 부처인 보건복지부는 현재의 연구개발 체제를 쇄신하고 연구기획 기능을 강화하면서 타 부처와의 역할 분담을 더욱 명확하게 해야 한다.

마지막으로, 의과대학이 의학 산업의 핵심 역할을 수행할 수 있도록 연구역량을 강화시켜 주어야 한다. 그중에서도 의대 졸업생을 과학자로 만드는 의사과학자 양성 프로그램이 가장 중요하다. 해외 유수 의과대학에서 성공적으로 시행하고 있는 MD-PhD 프로그램(의사-박사 연계 학위과정)을 조기에 정착시키는 것도 필요하다. 의사과학자를 중심으로 한 기초의학의 발전은 생명과학과 임상의학을 연계·융합하는 미래 생명의학의 핵심이기 때문이다.

그런데도 우리나라에서는 매년 3,000명이 넘는 의대 졸업생 중에서 1%도 안 되는 사람만 기초의학을 전공하고 있다. 봉급도 적고 연구 환경도 열악한 현실에서 우수한 의료 인력을 과학자로 남게 할 수 있는 유인 요소가 거의 없기 때문이다. 기초의학은 의학 분야에서도 소외되고 기초학문 분야에서도 제외되고 있다. 최근에 기초의학 분야의 핵심학문인 생리학, 생화학, 미생물학 등을 생명과학 분야로 이관하려는 움직임이 있다고 한다. 기초의학에 대한 괄시와 방치가 도를 넘고 있다.

국민행복 시대를 어떻게 준비할 것인가? 우리가 갖고 있는 자원과 역량을 면밀히 분석하고 미래 가치에 대한 정확한 예측을 바탕으로 기초가 탄탄하면서 꿈과 끼가 있는 창조경제의 일꾼을 키우는 것이 최우선이다. 모두가 힘을 모아 '세계를 이끌어 갈 창조적 의료계 리더'를 키워 보자.

서울신문 2013년 6월 12일

제9장
대학의 역할

· 우리나라 대학의 경쟁력
· 미국 의대의 경쟁력과 우리 의대의 현실
· 의대의 책임, 정부의 역할
· 醫大, '연구 중심'으로 거듭나야
· 글로벌 연구중심 의대
· 대학을 졸업하는 학생들에게

우리나라 대학의 경쟁력

미국 명문대학은 충분한 대학발전기금을 통해 우수한 학생을 배출하는 데 적극 지원하지만, 한국은 스펙, 학점, 취업에 치중된 현실이다. 교수 연구업적 또한 미국의 명문대학 수준에 못 미친다. 한국 대학은 변화의 속도에 잘 적응해야 한다.

지난주에 미국 동부에 위치한 명문 대학 몇 군데를 방문하였다. 하버드, 예일, 프린스턴 등 세계 대학 순위 10위권 안에 드는 명문 대학의 경쟁력은 어디서 나오는 것일까. 노벨상 수상자가 진행하는 강의, 수백만 권의 장서를 자랑하는 도서관, 일 년 내내 캠퍼스 곳곳에서 벌어지는 학생들 간의 논쟁과 다양한 공연 등 대학이 자유와 진리의 전당임을 있는 그대로 보여 준다.

미래학자 앨빈 토플러는 『부의 미래』에서 세계가 직면하고 있는 위기 상황은 분야 간 속도의 충돌 때문이라고 주장하였다. 경제 발전의 속도를 사회 제도나 정책이 따라가지 못하기 때문이라는 것이다. 기업은 시속 160km의 속도로 혁신을 거듭하고 있지만 정부와 관료조직, 대학은 50km도 안 되는 속도로 거북이걸음을 하고 있다고 꼬집는다. 이런 속도의 차이는 결국 상호 충돌을 야기하고 변화와 발전의 흐름을 저해하는 요소로 작용한다고 지적하였다.

몇 달째 등록금 논쟁에 시달리고 있는 우리나라 대학의 현실은 어떠한가. 2010년도 우리나라 교육예산은 약 40조 원 중에서 약 12%가 대학에 지원된다. 정부지원만 가지고는 건물 하나 제대로 짓기 어렵다. 하버드대의 대학발전기금은 35조 원에 육박한다. 우리나라 전체 교육예산과 맞먹는다. 서울대학교 발전기금의 100배를 넘는다. 이렇게 모은 발전기금은 훌륭한 교수를 영입하고 우수한 학생을 유치하는 데 사용한다.

동부 명문 프린스턴대는 2010년 전체 학부학생의 60%인 3,000명에게 1,300억 원을 재정 지원하였다. 1인당 지원 액수는 평균 4,000만 원으로 학비 및 생활비의 약 80% 정도다. 학생이 받는 재정지원은 학생 가정의 소득수준에 의해 결정된다.

예를 들어 가정 전체 소득이 일 년에 7,000만 원이 되지 않을 때는 학비 및 생활비 전액을 지원한다. 특이한 사항은 가정형편이 학생 선발에 영향을 미치지 않도록 배려하여 같은 조건에 있는 어려운 학생이 불이익을 받지 않도록 장치해 놓은 것이다. 상위소득 가정에까지 반값 등록금을 주자고 주장하는 사람들이 눈여겨볼 대목이다.

대학발전기금 모금의 주요 대상은 동문들이다. 거금을 기부하는 동문들의 공통점은 젊은 시절 대학에서의 경험이 본인의 현재 성공에 중요하게 기여했다고 생각하고 있는 것이다. 명문대학 학부교육은 매 학기 모든 강좌가 엄청난 분량의 읽을거리와 과제 발표 등으로 학점을 따기가 힘들기로 유명하다. 혹독한 학문적인 단련과 더불어 사회 구성원으로서의 책임감과 국가와 세계에 대한 지식인의 역할에 대해 대학시절에 끊임없이 가르친 결과라고 생각한다.

우리 대학생은 어떠한가. 입학 당시부터 취업이나 취직이 잘되는 인기학과에 학생들이 몰리고, 대학에 들어와서는 전공보다는 고시준비나 대기업 취직을 위한 스펙 쌓기와 학점관리에 대부분의 시간을 보낸다. 이렇게 보낸 대학생활이 향후 어떤 영향을 미칠지는 뻔한 일이다. 열린 세상을 향한 도덕적인 인간이 되기 위한 대학 교육의 근본적인 개혁이 필요하다. 명문대학의 또 다른 특징은 교수의 연구업적이다. 정년보장 트랙에 들어간 교수들의 연구는 치열하다 못해 처절하다. 정년보장을 받기 위해서는 양적인 성과 못지않게 질적인 우수성을 보여 주는 것이 필수적이다.

국내 명문 의대 교수 중에서 1년에 논문을 한편도 안 쓴 사람이 15% 정도라고 한다. 환자 진료와 임상 실습 교육에 시간을 많이 빼앗기는 특성을 감안하더라도 교수의 역할과 책임에 대한 새로운 전기가 필요한 시점이다. 대학 강의 또한 훌륭한 연구에 기반을 두었을 때 충실히 내용이 전달된다.

세계 유수 대학은 변화의 속도와 전쟁을 하고 있다. 미국 명문대학들은 우수 학생을 유치하기 위해 중국이나 아랍에 캠퍼스를 세우고 교수들을 파견하고 있다. 한국인 최초로 미국 아이비리그 대학 총장에 임명된 다트머스대 김용 교수는 서울대학교의 법인화는 우리나라 대학의 새로운 모델을 보여 주고 세계적인 수준으로 발돋움하기 위해 꼭 성공적으로 이루어져야 한다고 강조했다.

대학이 바로 국가의 경쟁력이기 때문이다.

서울신문 2011년 7월 27일

미국 의대의 경쟁력과 우리 의대의 현실

미국 상위권에 있는 의대의 경쟁력은 자율과 무한경쟁에 있다. 대학 간, 교수 간 치열한 경쟁구도 속에서 활발한 연구가 진행된다. 성적이 뛰어난 학생들로 하여금 사회의 리더가 되어 선도적 역할을 하도록 적극 이끌어주고 있다.

매년 전 세계 대학의 순위를 발표하는 <유에스뉴스 앤드 월드리포트(US News & World Report)>가 지난주에 2013년도 미국 의대 순위를 발표했다. 하버드, 스탠퍼드, 존스홉킨스 의대가 1~3위를 차지했다. 평가의 기준은 학생 선발 및 합격률, 다른 의대 학장에 의한 평판, 미국국립보건원(NIH)의 연구비 규모, 교수 대비 학생 비율 등이다.

이와 같은 기준을 국내 대학에 적용했을 때 가장 경쟁력이 있다는 서울대학교 의과대학은 과연 몇 위 정도일까? 학생 선발 기준이나 교수와 학생 비율은 비교적 좋은 점수를 받을 수 있을 것이나 외국 의대 학장의 평판과 NIH 연구비 규모 면에서는 미국 중위권 대학 수준을 벗어나지 못할 것이다.

지난주 미국 뉴욕과 로스앤젤레스(LA)의 주요 의대를 방문해 학생 교환 및 공동 연구 협약을 체결했다. 학장들과의 면담과 방문 경험을 통한 미국 상위 의대의 경쟁력을 두 단어로 표현하면 '자율과 무한경쟁'이다.

뉴욕에 있는 마운트 사이나이 의대는 좋은 학생을 유치하기 위해 대학 2학년 때 우수 학생을 우선 선발한다. 이때의 선발 기준은 리더로서의 자질과 학문에 대한 열정을 우선적으로 본다.

동부의 명문 코넬 의대 학장은 지난해 선발한 학생 중에는 전문 탭댄서로 16년간 일한 학생과 미술을 전공한 학생이 포함됐다고 했다. 컬럼비아 대학은 예술과 의학을 복합으로 전공하는 의사-석사(MD-MSc) 과정과 매년 한 학년의 10%에 해당하는 학생을 대상으로 의사-박사(MD-PhD) 연계 학위 과정을 통해 의과학자 리더 양성 프로그램을 운영하고 있다.

의대 교육 과정도 대학의 특성에 따라 자율적으로 운영한다. 컬럼비아 의대는 해부학 실습에서 전체 의대 학생이 직접 시신 실습에 참여하는 전통적인 수업방식을 유지하고 있는 반면, UCLA대학은 전문 조교가 인체 구조물을 찾아내면 학생이 관찰하는 것으로 해부학 실습을 대체하고 있다. UCLA 교육부학장은 전문 조교의 도입 이후 해부학 실습 강좌 만족도가 훨씬 높아졌다고 한다.

이렇게 미국 명문 의대는 학생 선발에서뿐 아니라 의과대 커리큘럼도 대학의 사정에 맞게 다양한 강좌와 복합 연계 학위 과정을 통해 학문의 자율성을 유지하는 것이 그들의 가장 큰 경쟁력이라고 생각하고 있다.

컬럼비아대 개교 150년 만에 한국인 최초로 정형외과에서 정년

보장을 받은 이영인 교수는 현재의 위치에 오게 된 것을 무한 경쟁에서의 생존이었다고 표현했다. 정년 보장을 받는 과정에서 연구 업적에 대한 평가는 물론이고 NIH에서 주는 연구비에 대한 평가가 가장 중요한 요소라고 한다. 연구비가 없으면 아무리 정년이 보장되어도 본인의 봉급을 만들 수가 없어서 학교를 떠나야 된다고 한다. 정년 보장을 받은 이후에도 교수들의 학문 및 연구에 대한 경쟁은 지속되고 있다고 한다.

국내 대학도 최근 정년 보장에 대한 강화와 경쟁 체제가 도입되었으나 '대학교수는 철밥통'이라는 얘기는 아직도 많은 사람이 공감하고 있는 것이 현실이다.

대학 간의 경쟁도 상상을 초월한다. 뉴욕의 유대인계 의대인 마운트 사이나이와 알베르트 아인슈타인 의대는 학생 선발이나 장학금 수혜율 등에서 선의의 경쟁을 하고 있다. 아인슈타인 대학은 지난주 의대 랭킹에서 30위권에 머물렀지만 연구중심 의대로 발돋움하기 위해 MD-PhD 과정에 들어온 학생 전원에게 전액 장학금을 주고 있다. 코넬 의대가 MD-PhD 학생들 중에서 40%만 장학금을 주고 있는 것과 비교해 보면 학교의 명예와 가치를 높이기 위해 안간힘을 쓰고 있는 것을 알 수 있다.

미국 의대협의회에서는 8년에 한 번씩 미국에 있는 140여 개의 전체 의대를 평가한다. 올해 평가에서 1개 의대가 인증 탈락의 위기에 처해 있고, 13개 의과대학이 조건부 승인을 받았다고 한다.

미국도 우리나라와 마찬가지로 성적이 뛰어난 학생들이 의대를 선택한다. 하지만 미국 대학이 우리의 의대와 다른 것은 의과대 학생들이 사회의 리더가 되고 학문 발전의 선도적인 역할을 할 수 있도록 적극적으로 이끌어 주고 있는 것이다. 우리도 이제는 우수한 의대생들이 미래를 창조하는 의과학 선도자가 돼 다음 세대 신성장 동력의 밑거름이 될 수 있도록 대학과 정부가 다 같이 힘을 모아 적극 지원해야 할 것이다.

서울신문 2013년 3월 22일

의대의 책임, 정부의 역할

의과대학은 최신 의료지식과 기술을 갖춘 실력 있는 의사를 배출한다. 그러나 대학 차원의 노력만으로는 불가능하다. 정부는 규제와 관리의 틀에서 벗어나 포괄수가제, 응급실 전문의 근무제 같은 정책을 통해 실제적인 도움을 줘야 한다.

지난주 춘천에서 국립의대학장협의회가 개최되었다. 서울의대를 비롯한 전국 10개 국립의대 학장단이 참석해 '국립의대의 상호협력방안'에 대해서 열띤 토론을 벌였다. 고등학교를 졸업하고 어떤 과를 전공할지 고민할 때 우선적으로 고려되는 것이 직업 안정성과 장래 전망이다.

1960년대 가장 우수한 인재가 몰리던 학과는 화학공업학과였다. 1970년대에 기계공학과와 조선공학과, 1980년대엔 전자공학과와 컴퓨터공학과에 전국 최고 인재들이 몰려들었다. 대학 졸업 후 그들은 산업현장에 투입되어 1980년부터 석유·화학, 조선, 자동차, 전자, 정보기술(IT)분야에서 국부 창출의 선구자적인 역할을 담당하였음은 주지의 사실이다.

의학과는 꾸준히 인기가 높다. 2000년대 이후에는 의대의 인기가 거의 폭발적인 수준이다. 국내외 경제 불안과 직업 안정성에 대한 기대감으로 전국 상위 0.1% 이상의 수재들이 대거 의대로 몰리고 있다. 매년 전국 41개 의과대학에서 약 3,100명의 의사가 배출되고 있다. 하지만 의대 졸업생이 국가와 사회에 어떤 기여를 하고 있는지에 대해서는 회의적인 시각이 많다.

매년 의대 졸업생 중에서 생리학이나 병리학과 같은 기초의학을 전공하는 졸업생은 전국에서 고작 30명 정도다. 질병의 진단과정에서 가장 기본이 되는 역할을 하는 병리과 전문의는 매년 10명 정도가 배출되는데, 종합병원 전체 숫자에도 모자라는 수준이다.

병리과 의사가 하는 일 중에는 수술 중에 잘라낸 조직의 가장자리에서 암세포가 있는지 조직검사 결과를 기다리는 외과의사에게 알려주는 일이 있다. 빠른 시간 내에 정확하게 알려 주어야 수술의 범위를 결정할 수 있게 된다. 그런데 이런 기초의학을 전공하는 의사가 제대로 배출되지 않는다면 우리 의료의 질적 저하는 불을 보듯 뻔한 것이다. 보통 심각한 문제가 아니다.

의과대학은 최신 의료지식과 기술을 갖춘 실력 있는 의사를 배출하는 것이 일차 목표다. 그러나 명문 의대를 졸업하고도 단말마적 쾌락 추구의 극단까지 가서 '우유주사'로 사망에 이르게 한 의사, 만삭의 부인 살해 의혹을 받는 의사는 우리를 부끄럽게 한다. 기본적인 인성과 품성이 갖추어지지 않은 의사가 지식과 기술만 갖추면 훌륭한 의사가 되는 것일까?

우리나라도 중국의 행림촌과 편작에 버금가는 장기려, 이종욱, 이태석과 같은 의도의 표상이 되는 의사가 있었다. 앞으로 우리 의대는 건강 불평등을 해소하고, 통일 한국을 준비하고, 글로벌 의료계를 리드하고, 미래 먹거리의 핵심인 바이오 생명과학에 앞장서는 의사 등을 배출하도록 해야 한다.

매년 의대 졸업생의 10%를 공공 및 글로벌의학 분야 인재 양성에, 10%를 기초의학 기반의 임상의학과 생명과학을 연계하는 중개의학 전문가 육성에, 나머지 10%는 신약 개발 및 병원 수출의 역군이 될 바이오의료산업계 리더로 키우자. 소위 'Three Ten Project'의 시작을 알린다.

이런 일들은 대학 차원의 노력만으로는 불가능하다. 정부의 도움이 절실하다. 하지만 정부의 의료정책은 규제와 관리의 틀을 벗어나지 못하고 있다. 건강보험의 재정이 어렵다 보니 의료계나 시민들을 포함한 이해당사자들의 협조를 구하고 원활한 소통을 하기 위한 노력이 부족해 보인다.

포괄수가제나 응급실 전문의 근무제 같은 것은 정책의 필요성과 시급성이 충분한 제도다. 다만 현실적인 준비가 충분히 되었는지, 확대 시행 시에 예상되는 문제점은 무엇인지, 시행당사자인 의료계의 불만이 어디에 있는지 겸허하게 들으려는 노력이 부족했던 것이다.

인턴제 폐지에 따른 의학교육 과정의 개편이나 장기적이고 체계적인 의료인력 수급 계획에 대한 방향, 더욱 심해지는 의료전달체계의 왜곡 현상을 어떻게 개선할지에 대해서 의료계와 긴밀히 협조해야만 한다.

의료계에 책임만 지울 게 아니라 자율성을 보장해주고 신뢰할 만한 동반자로 받아들여야 한다. 다만 의료계 내부의 뼈아픈 반성과 자정 작용이 전제되어야 할 것이다. 상위 0.1%의 수재들을 국가와 사회에 기여하는 인재로 키워야 하는 것이 바로 우리 모두의 책임이기 때문이다.

서울신문 2012년 9월 3일

의대, '연구 중심'으로 거듭나야

우리나라 의과대학은 주입식 암기와 단순 수기만 가르쳐 기술자를 만들고 있다. 임상적 기술에서 세계 최고 수준이지만, 지식 창출과 원천의학기술 개별능력은 취약하다. 연구 중심 의대를 육성하고, 관련 분야의 학문과 융·복합 연구 또한 필요하다.

지난주 영국의 글로벌대학평가기관인 QS가 발표한 '2011 세계대학 의학분야 평가결과'에 따르면 국내 1위인 서울대는 세계 101~150위 수준이다. 세계 1위인 하버드대는 학계평가와 졸업생 평판도 100점, 논문당 인용 수는 84점인 데 반해 서울대는 학계평가 28점, 졸업생 평판도 26점, 논문당 인용 수 30점에 그쳤다.

우리나라 대학들이 의학 분야에서 세계 수준과는 큰 격차를 보이고 있다. 고교 상위 1% 이내의 수재들만이 모인다는 우리 의과대학의 수준이 이 정도인 이유는 무엇일까? 현재 우리나라에는 41개의 의과대학과 의학전문대학원(의전원)에 매년 3,100명 정도의 학생들이 진학한다. 의과대학이 대학입시 과열의 주범으로 몰리면서 6년 전 도입된 의전원은 끝내 뿌리를 내리지 못한 채 대다수 대학에서 철회되었다.

의전원은 근시안적인 결정에 의한 설익은 정책 도입으로 정상적인 이공계 수업에 막대한 지장을 초래하였다. 의전원 도입 시 정부가 내세운 가장 큰 명분은 기초의학을 토대로 한 의학발전이었다. 다양한 학부전공을 가진 훌륭한 학생들이 의학을 전공하면 의학이 단기간에 크게 발전할 것이라는 주장이었다. 하지만 현실은 정반대였다.

지난 6년간 의전원 졸업생 약 3,400명 중 기초의학을 전공한 학생은 단 6명으로 전체의 0.2%에 불과하다. 기초의학 전공자의 숫자를 의학 발전 정도의 직접적인 판단 지표로 보기는 어렵지만 기초의학의 토대 위에서 새로운 첨단 의료기술이 발전된다고 가정할 때, 능력을 갖춘 기초의학자 양성이 중요한 지표가 되는 것은 엄연한 사실이다.

미국 의과대학은 진료 위주 의사 교육과 연구 중심 의학자 교육으로 대학의 미션과 학제가 특화 운영되며 이에 따른 예산과 인력 투입도 다르다. 하지만 우리나라 의과대학 교육은 최고 수재를 모아 주입식 암기교육과 단순 수기(手技)만 가르쳐 의학기술자를 만드는 과정으로 전락하고 있는 현실이다.

우리나라 의학은 임상적인 기술에서 세계적인 수준을 자랑한다. 그러나 지식 창출과 원천 의학기술 개발능력은 여전히 취약하다. 세계대학평가 기준에서 연구의 질을 보여주는 논문당 인용 수는 여전히 낮은 수준이어서 양적인 성장만으로는 세계적인 대학으로 도약하기 어렵다는 점을 단적으로 보여준다. 창의적 연구 성과를 낼 수 있는 기초의학에 대한 투자와 배려가 시급하다. 어떻게 할 것인가?

'연구 중심 의대'를 육성하자. 전국 의과대학을 진료 중심의 임상의사를 양성하는 의과대학과 세계적 수준의 연구와 창의적 의학지식 개발을 중심으로 하는 '연구 중심 의대'로 분류하여 각 대학의 특성에 맞는 정부지원과 교육 프로그램을 개발하는 것이다.

'연구 중심 의대'로 지정된 의과대학은 의무적으로 신입생의 일정비율(약 5~10%)을 기초의학을 전공하는 기초의학자로 선발한다. 예과 포함, 6년의 학사 과정 중 최소 1년 이상을 연구전념기간으로 설정하고 학·석사 통합학위를 수여한다. 입학 당시 기초의학자 트랙에 들어올 기회를 놓친 재학생 중에서 일정 기준의 심사를 거쳐 의·박사(MD·PhD) 통합학위를 수여하거나 졸업생 중에서 일정비율을 다시 추가로 선발하여 전일제 연구에 참여하게 하는 기초의학연수의 제도를 도입하는 것이다. 프로그램 운영에 필요한 제도적 지원과 설비 장비 등의 예산투입은 필수적이며 '기초의학진흥'을 위한 재원을 따로 확보하는 것도 필요하다.

미래 의학 발전의 또 다른 관건은 관련 학문분야와의 융·복합 연구다. 생명과학 및 약학을 비롯한 이공계 연구 분야와의 공동연구를 우선지원하고 출연연구소 및 바이오헬스 기업과의 개방형 의학 교육시스템을 구축하는 것이다. 신종 플루나 조류 인플루엔자 등의 의용(醫用)미생물학, 개인별 유전적 차이를 고려한 맞춤예방의학 등이 미래 국제 의료를 선도할 분야인 만큼 집중 투자가 요구된다.

2011년도 우리나라 정부에서 지원하는 연구개발예산은 거의 15조 원에 육박한다. 전체 예산의 1% 정도만이라도 차세대 미래 신성장 동력의 근간이 될 기초의학에 투자하는 것이 우리나라 의학을 이른 장래에 세계적인 수준으로 높일 수 있는 가장 효율적인 방안이라고 생각한다.

서울신문 2011년 5월 10일

글로벌 연구중심 의대

세계적으로 건강에 대한 인식이 질병 치료에서 질병 돌봄과 예방으로 바뀌는 추세다. 질병의 발생 또한 전 세계적으로 확산되고 있어 의료 국제화가 반드시 필요하다. 글로벌 의료에 대한 정부의 투자와 관심이 절실하다.

지난주 미국 워싱턴에서는 미국 의과대학 및 병원 협의회 국제 연찬회가 개최되었다. 약 20개국의 주요 의과대학 학장 및 아카데믹 병원장들이 모여서 중개연구와 의학교육 과정의 세계화에 대해 사흘간 열띤 토론을 벌였다. 중개연구는 실험실에서 발견된 연구 결과를 환자에게 쉽게 적용할 수 있도록 연구의 시작부터 임상의사와 기초의학자가 아이디어를 공유하고 긴밀한 공동연구를 통해서 이루어진다.

이 회의에서는 좋은 아이디어가 쏟아져 나왔다. 건강에 대한 개념이 바뀌어 가고 있기 때문에 의대의 역할과 의학교육 또한 새로운 시도를 해야 한다는 주장이 제기되었다. 세계보건기구에서는 건강을 "단순히 질병이 없거나 허약하지 않은 것만 말하는 것이 아니라 신체·정신·사회적으로 완전히 안녕한 상태에 놓여 있는 것"이라고 정의하고 있다. 전통적인 개념에서의 질병 치료가 질병 돌봄으로 의미가 확대되고 있고 특히 질병 치료 위주의 의학교육이 질병 예방을 강조하는 추세로 변하고 있는 것 또한 세계적인 흐름이다.

중개연구와 의학교육의 변화와 함께 강조되는 것이 의료의 국제화다. 사스나 조류인플루엔자, 최근의 광우병 파동과 같이 이제는 질병의 발생이 한 나라 한 지역에만 국한되지 않고 빠른 시간에 전 세계적으로 확산될 수 있어 의료의 세계화는 피해갈 수 없는 현실이다.

해마다 병원 평가에서 1등을 놓치지 않는 미국 존스홉킨스 병원은 홉킨스 국제의학부를 통해 30개국에 합작병원을 설립하거나 홉킨스 브랜드를 이용해 병원 설립에 관한 자문을 해주고 있다. 시애틀의 워싱턴대학병원은 작년에 빌 앤드 멀린다 게이츠 재단에서 7,000억 원을 기부받아 글로벌 의료부를 신설하였다 중국, 태국, 케냐, 우간다에 현지 병원 설립을 도와주고 의료 인력에 대한 교육과 훈련을 시키고 있다.

네브래스카대학도 중국 상하이교통대학과 협약을 맺어 상하이와 우한에 캠퍼스를 짓고 우수한 중국 대학생들을 미국으로 데려와 훈련시키고 있다. 우리의 현실은 어떠한가. 우리나라는 전국 41개의 의과대학에서 매년 3,000여 명의 새로운 의사를 배출하고 있다. 가장 우수한 수재들이 의과대학으로 몰리고 있다. 졸업 이후에는 수련의와 전공의 과정을 마치고 대부분의 의사가 개원하게 된다.

최근 5년간 건강보험심사평가원 자료를 통해 의원급 개·폐업 현황을 알아본 결과 의료시장은 새로 나오는 의사들에게 그렇게 우호적이지 않다. 동네의원인 일반의 폐업이 가장 많았고 전문과별로는 소아청소년과, 내과, 산부인과 순으로 폐업이 많았다. 특히 산부인과, 소아청소년과, 외과는 개원한 의원보다 폐업한 곳이 더 많았다.

미래 새로운 성장 동력으로서 바이오기술을 이용한 의학 산업은 상상을 초월하는 속도로 확대되고 있다. 이런 이유로 IBM, GE 같은 정보기술(IT) 기반 회사들도 회사의 전략 방향을 생명과학으로 빠르게 전환하고 있다. 삼성전자나 LG와 같은 국내 유수기업도 헬스케어와 바이오신약산업에 과감한 투자를 시작하였다. 앞서 언급한 중개연구는 임상의사의 진료 수요에 기반을 두고 기초의학자와의 공동연구를 통해서 바이오 신약이나 조기진단 바이오마커 같은 것들을 개발하는 것이다.

따라서 중개연구에서 가장 필수적인 것이 기초의학을 전공한 의사들이다. 하지만 기초 의학을 전공하는 의사는 해마다 1%도 되지 않는다. 이 분야에 대한 국가 차원의 관심 없이는 세계적인 기업과 병원과의 경쟁은 요원해진다.

기초 의학에 대한 투자가 절실한 이유가 여기에 있다. 연구중심 의대를 만들어 기초의학자가 임상의사와 생명과학, 공학, 약학 전공자와의 중개역할을 하도록 만들어 주어야 한다.

국제화는 어떠한가. 1958~1972년 서울 의대 졸업생의 반 이상이 미국으로 진출했다고 한다. 현재는 아주 적은 숫자만이 미국 의사자격시험에 응시하는데 글로벌 의료계 리더를 양성하는 것 또한 대학의 중요한 책무다. 중국에서 아부다비까지 엄청난 기회와 새로운 도전이 우리의 우수한 의료 인력을 손짓하고 있다.

우물쭈물하기에는 시간이 너무 부족하다. 글로벌 의료에 대한 정부의 투자와 관심이 더욱 절실하다.

서울신문 2012년 4월 2일

대학을 졸업하는 학생들에게

대학 졸업은 새로운 시작이다. 취업이 어려운 시대지만, 준비하면 기회는 온다. 시차가 있을 뿐이다. 큰물에서 놀기 전에 그릇을 키워야 한다. 그릇의 모양은 달라야 한다. 다양한 사회 속에서 사람들과 소통하며 나만의 자리를 찾아야 한다.

2월 졸업식으로 부산하다. 졸업생들에게 무슨 말을 해야 할까? 고민이 시작된다. 극심한 취업난 탓에 대학 졸업식도 갈수록 썰렁해지고 있다. '잡코리아'의 설문조사 결과 예비졸업생의 60%가 "졸업식에 가지 않겠다."고 응답했다. 이유는 "취업을 못해서"라고 응답한 학생이 가장 많았다. 또한 예비졸업생 중 68%가 빚을 진 채 졸업한다고 답했다. 1인당 평균 빚은 1,300만 원 정도라고 한다.

교육과학기술부에 따르면 일반대학 졸업생은 1995년 18만 명에 불과했으나 올해 29만 3,000명으로 두 배 가까이 증가했다. 전문대 대학생도 14만 3,000명에서 18만 8,000명으로 늘었다.

이들 중 상당수는 '좋은 일자리'를 얻지 못하거나 취업 재수생으로 전락했을 것이다. 실제 올해 고등교육기관 졸업생 중 취업 대상자는 49만 7,000명인데 이 중 29만여 명만이 취업에 성공했다고 한국교육개발원은 발표했다. 취업률은 58.6%로 10명 중 6명 정도만 취업에 성공한 것이다.

유력 대선 주자 중 한 명이 얼마 전 '취업자격시험' 도입을 구상 중이라고 발표했다. 국가가 대학 졸업생의 직무능력을 평가해 인증하는 '직업능력평가제도'를 올해 총선·대선에서 공약화하는 방안을 추진하고 있다는 언론 보도가 있었다. 수능점수로 대학 순위가 결정되고 졸업 후에 대학의 간판에 따라 '일자리의 질'이 결정되는 구조를 깨뜨리겠다는 취지라고 한다.

청년 취업난의 근본 문제를 잘못 인식한 대표적인 테이블 정책의 단면을 보는 듯해 씁쓸하다. 청년 취업난 해소는 해결책을 찾기 어려운 난제 중의 난제다. 고학력자들이 원하는 '좋은 일자리'와 구인난을 호소하는 중소기업들과의 '미스 매치'를 해결하고, 궁극적으로는 기업 경쟁력을 강화하고 노동시장을 유연하게 바꾸는 것이 필요한 것이다.

대학을 졸업하는 것이 어떤 의미일까? 졸업 후의 진로에 따라 졸업식에 대한 체감 온도는 사뭇 다를 것이다. 하지만 어떤 경우라도 학문적 성취는 축하받을 일이다. 그러나 졸업은 더 큰 의미가 있다. 졸업은 새로운 시작이다. 지금 당장 어렵다 하여 대학을 졸업하는 청년들이 그냥 고개를 숙이기에는 젊음이 너무나 아름답다. 우리는 아파 보았기 때문에 안다.

준비하면 기회는 온다. 다만 시차가 있을 뿐이다. 청년들의 희망과 열정으로 쓰레기통에서 장미꽃을 피웠던 우리나라가 아닌가? 졸업의 의미를 이렇게 말하고 싶다. 자기를 믿고 미래를 보는 것이라고. 졸업식은 자신에 대한 칭찬과 격려의 자리다. 그래서 더욱 영예로운 자리다.

또한 졸업은 대학생활의 경험을 돌이켜보는 자리다. 부족한 부분은 졸업 후에라도 조금씩 쌓아 나가야 한다. 경험은 삶의 자산이자 사회생활과 사회 기여의 중요한 밑거름이기 때문이다.

"큰물에서 놀아야 한다."는 얘기가 있다. 맞는 말이다. 그러나 간과하는 것이 있다. 물을 담을 그릇의 크기다. 그릇이 크지 않으면 많은 물을 담아낼 수 없다. 더 담고 싶어도 넘쳐 버린다. 그릇의 크기를 키워야 한다. 그릇의 모양은 각자에 따라 달라야 한다. 이것이 바로 대학 생활 경험의 중요함이다. 큰 뜻으로 세상을 담을 수 있는 그릇이 되고자 해야 한다. 강함보다는 유연함을, 단호함보다는 따뜻함을, 역사·사회·세계와 공감하고 소통하는 사람이 되어야 한다. 이제 학교 밖으로 나가면 다양한 사람들을 만나게 된다. 나와 다른 사람을 이해하고 배려할 수 있어야 하며 따뜻한 마음으로 나눔과 돌봄을 실천해야 한다.

국가와 사회가 청년들에게 원하는 것이 무엇인지도 한번 생각해 볼 필요가 있지 않을까? 우리가 살고 숨 쉬는 이 땅은 그냥 생겨난 것은 아니다. 국가와 사회를 구성했고 한때는 청년이기도 했던 선배들의 눈물과 아픔을 통해 만들어진 곳이다. 물론 거기에는 잘못도 있었다. 그리고 그것을 바로잡으려는 노력 또한 있었다.

이것이 역사다. 그릇을 키워 세상과 당당히 맞서야 한다. 그리고 미래의 청년들이 살아갈 이 땅을 새롭게 개척해야 한다. 바로 청년들이 가져야 할 역사적 소명이다. 더불어 이 시대를 살아가는 청년들의 자부심이다. 새로움을 만들어 가자. 꿈을 꾸지 않으면 이루어지는 것도 없다.

서울신문 2012년 2월 28일

ён필로그

[조선일보 인터뷰] 그를 울린 한마디 "사회 고치는 의사 돼라"

[코리아 타임즈 인터뷰] Training doctors of the future

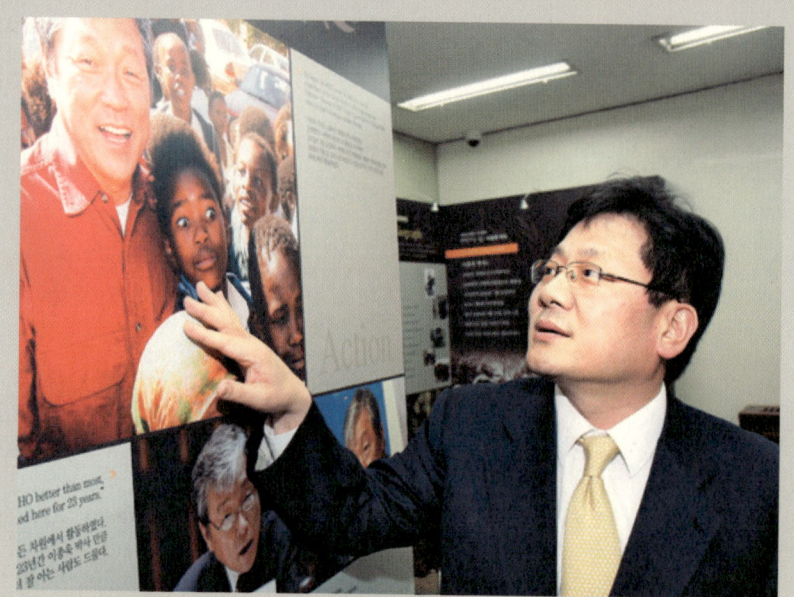

(출처: 조선일보)

그를 울린 한 마디 "사회 고치는 의사 돼라"

강대희 학장은 예방의학 교수로 암 예방과 역학 분야의 전문가다. 그는 부친과 이종욱 사무총장을 본받아 전문성과 인성, 헌신을 바탕으로 하여 생명과학과 보건 의료의 발전을 이끄는 리더를 배출하고자 한다.

"의사가 전문적인 의학 지식과 의료 기술을 갖는 것도 중요하지만, 기본적으로 환자를 따뜻하게 대하는 인성이 있어야 한다고 봅니다."
17일 취임식을 가진 신임 서울대 의대 강대희(49) 학장은 이런 소신에 따라 "앞으로 학생 선발 과정에 인성 평가를 반영하고, 입학 후에도 봉사 활동을 필수 학점으로 이수토록 할 방침"이라고 밝혔다.

그는 "의과대학에서 의학을 가르치는 것도 중요하지만 얼마나 좋은 인성을 가진 의사를 만드느냐가 더 중요하다."며 이를 실행에 옮기기 위해 서울대 대학본부와 협의해 나가겠다고 말했다.

강 학장은 "단순히 '스펙'을 잘 쌓은 학생을 의대생으로 뽑는 것이 아니라, 어려서부터 얼마나 깊이 있게 질병으로 고통받는 사람들에 대해 고민하고 헌신했는지, 그런 문제를 해결하기 위해 지속적으로 어떤 노력을 해 왔는지를 구체적으로 평가할 수 있는 방법을 찾겠다."고 덧붙였다.

그는 지난 1970년 권이혁 전(前) 보사부장관이 47세 나이로 서울 의대 학장을 맡은 이후 최연소 학장이다. 전임 임정기(현 서울대 연구부총장) 교수보다 12세나 적다. 의학 교육 개혁에 대한 서울대의 의지가 반영된 인사라는 평가다. 서울대는 지난해부터 교수 투표를 통해 학장을 뽑던 것을 총장 임명 방식으로 바꿨다.

강 학장의 부친 강형용(91)씨도 서울 의대 2회 졸업생으로 내과 전문의다. 그의 큰아버지는 크리스찬아카데미를 이끈 고(故) 강원용 목사다. 부친이 운영하던 서울 장충동의 '강내과'는 1970~1980년대 민주화 인사들의 사랑방이기도 했다.

강 학장은 예방의학 교수로, 국제적으로 이름난 암 예방과 역학(疫學) 분야 전문가다. 미국 존스홉킨스대학 박사 출신으로, 졸업 당시 최우수논문상을 받았다. 지금까지 국제 학술지에 논문 180여 편을 발표했다. 또한 중국·일본·한국 등 아시아 12개 국가 약 100만 명을 대상으로 질병 추적 조사를 벌이는 아시아 코호트(집단 연구) 컨소시엄의 공동의장을 맡고 있다. 그는 의과대학생 시절 은사인 고(故) 윤덕로 예방의학 교수가 "사회를 고치는 의사가 돼라."는 말에 감흥을 받아 예방의학을 선택했다고 전했다.

강 학장이 양성하고 싶어 하는 '본보기'는 서울 의대 선배인 고(故) 이종욱 WHO(세계보건기구) 사무총장이다. 그는 "우리나라에 근대 의학이 도입된 지 127년 만에 한국 의료는 이제 선진국과 경쟁하는 수준으로 발전했다."며 "전국의 수재가 의대로 몰리는 상황에서 이들을 생명과학과 보건 의료 발전을 이끄는 국제적인 리더로 키워야 하고 그러려면 의학 교육을 획기적으로 바꿔야 한다."고 말했다. 이를 위해 강 학장은 인성과 헌신을 바탕으로, 기초과학·법학·경영학·리더십 등을 의학 교육에 접목하겠다고 말했다.

조선일보 2012년 1월 18일

Training doctors of the future

'Medical education should focus more on leadership'

Medicine in Korea has undergone dramatic changes over the past 20 years. Almost all medical records are managed electronically and an increasing number of surgeons rely on robots in performing their job.

But the field will see even faster and more dramatic changes in the next two decades, which would require the nation's medical schools to change the way they educate their students in order to make them relevant to the future needs, said Kang Dae-hee, dean of Seoul National University College of Medicine (SNUCM).

"It could be a case of 'now or never.' We must act fast," Kang said in an interview. "All these technological changes will affect what the next generation of doctors needs to learn."

With new technologies quickly changing the way doctors work in many areas, from diagnosis to treatment, Kang believes the most important skill for doctors will be the ability to lead.

"In the future, doctors will have to play a role as medical orchestrators rather than medical technicians, because they need to be able to figure out the best way to treat patients first and then orchestrate everything necessary for the work," he said. "Leadership and management skills will become increasingly important for doctors."

With regard to training its students, however, the school, like all other medical schools in the country, has long been stuck in the past. "For decades, students had to study basic science before receiving clinical training according to a fixed schedule. I found this curriculum unfit for the future," Kang said.

Since he took the wheel in 2011, the school's curriculum has transformed in terms of what students learn and how they do so.

"Under the new curriculum, starting this year, students will get clinical training from early in their education and will be allowed to take elective courses about new medical trends, such as 3D printing technology, big data and even humanities fields," he said. "I want students to learn more effectively through hands-on experience and expand their knowledge beyond medicine."

During their final academic year, students will also be

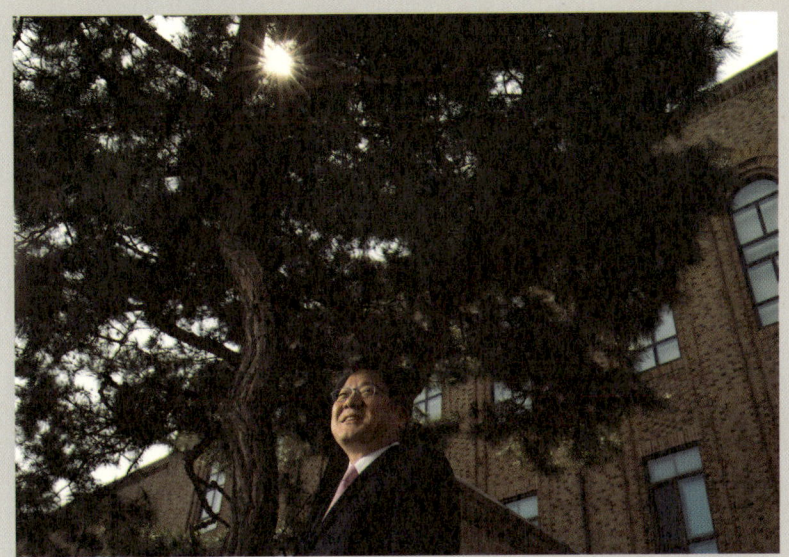

(출처: 코리아 타임즈 The Korea Times)

allowed to take six weeks off to study their fields of interest in other countries.

"Good leadership means good communication skills. Through all these changes, I want them to grow as doctors who can better respond to the needs of patients and better communicate with other professionals from different fields and different countries," he said.

Kang also wants them to self-direct their career and expand their role beyond medical fields. "Medical students are academia's cream of the crop. It is important for them to know that they can do anything and be anyone by using their medical expertise," he said.

Kang Dae-hee, dean of Seoul National University College of Medicine, said he will train the next generation of doctors as medical orchestrators rather than medical technicians.

JW Lee Center for Global Medicine

Kanishka, a four-year-old girl from Nepal, was brought to JW Lee Center for Global Medicine at Seoul National University Hospital (SNUH) in January.

Her heart was failing, and her condition was critical. Her surgery in India to fix the problem failed, and she was expected to die within a few months.

However, at Dhulikhel Hospital in Kathmandu, she fortunately met Kim Woong-han, a SNUH cardiothoracic surgeon, who brought her to the center and performed another surgery on her. She has since recovered and returned to her home country on March 11.

The center was established in 2012 to help sick and underprivileged people in developing countries. The SNUCM-affiliated organization was named after Lee Jong-wook, a former director-general of the World Health Organization (WHO).

One of the center's missions is providing children with medical services. It also conducts healthcare research and education abroad.

"Korea has coped with all kinds of healthcare issues as its economy has expanded rapidly over the past few decades, which puts the county in a great position to help others going through the same process in healthcare industry," Kang said. "Korea today is equipped not only with technologies but also with know-how about rare diseases in rich countries."

Among the organization's other projects are educating doctors from developing countries in Asia, such as Cambodia, Mongolia and Laos, helping the countries build medical schools and hospitals and advising policymakers in setting up medical systems.

"It is about giving back what we received from the Minnesota Project," he said. Through the U.S. government-sponsored project from 1955 to 1961, the University of Minnesota helped Seoul National University establish basic medical infrastructure in the aftermath of the Korean War in the 1950s. The knowledge SNU received has since spread out to the rest of the country.

"I hope to hear similar success stories from the countries we are helping," Kang said.

Rewriting health principles for Asians

According to the recent report by the WHO's International Agency for Research on Cancer, bacon, ham and sausages, alongside cigarettes, asbestos and alcohol, are the main culprits of cancer.

The report also said red meat is regarded as "carcinogenic to humans," leading to, in particular, pancreatic and prostate cancer.

However, according to other studies conducted by the Asia Cohort Consortium (ACC) and Shanghai Women's Health Study, this finding isn't necessarily true for Asians.

"There is no solid evidence that eating red meat increases the risks of pancreatic or prostate cancer for Asians," Kang said. "A lot of health information isn't accurate for Asians because it comes out of non-Asian samples."

To produce correct health information for Asian countries, which had long relied heavily on data from the West, Kang established the ACC in 2004, in cooperation with doctors from 12 countries.

One of the most notable findings of the consortium is that Koreans, Japanese and Chinese, whose body mass indexes range from 22.6 to 27.5, show the lowest probability of death.

The WHO considers a BMI of 25 or above as overweight, but the study demonstrated that what is considered a healthy weight could differ by ethnicity.

Thus, through the ACC, which today has about 50 active member countries, Kang expects to create and provide more accurate health information for everyone.

"Nearly two-thirds of the world's population lives in Asia, which should be the focus, not an afterthought, of health studies," Kang said. "For now, our cohort is too young for cancer studies, but it will be used for more studies in the future."

Kang is one of the nation's most renowned experts in the field of preventive medicine. After graduating from SNUCM in 1990 with a medical degree in preventive medicine, he earned his Ph. D. in environmental health sciences from Johns Hopkins University in the United States in 1994.

He worked at the U.S. Epidemic Intelligence Service as a so-called "disease detective," or field epidemiologist, from 1994 to 1996, and then became a professor at the department of preventive medicine at his alma mater in 1996. Thereafter, he served as the director of external affairs and development of Seoul National University Hospital before taking his current post.

THE KOREA TIMES April 11, 2016

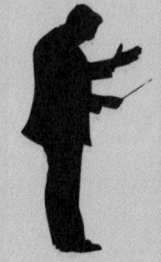

**건강한
대한민국을
위하여**

초판 1쇄 인쇄 2017년 9월 8일
초판 1쇄 발행 2017년 9월 15일

지은이 강대희
펴낸이 이재욱
펴낸곳 ㈜새로운사람들
교정·교열 김의수
디자인 이정윤
마케팅·관리 김종림

ⓒ강대희, 2017

등록일 1994년 10월 27일
등록번호 제2-1825호
주소 서울 도봉구 덕릉로 54가길 25(우 01473)
전화 02)2237-3301 팩스 02)2237-3389
이메일 ssbooks@chol.com
홈페이지 http://www.ssbooks.biz

ISBN 978-89-8120-552-2

*책값은 뒤표지에 표시되어 있습니다.

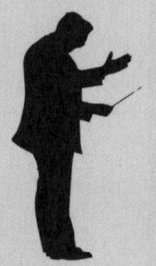